AF463095

LE POIDS

ET

L'APTITUDE PHYSIQUE MILITAIRE

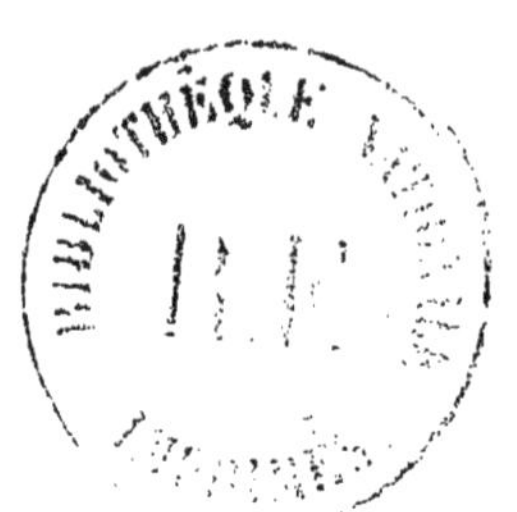

PAR

Le Dr Eugène SCHWŒBEL

LYON

A. REY & Cie, IMPRIMEURS-ÉDITEURS DE L'UNIVERSITÉ

4, RUE GENTIL, 4

1902

LE POIDS

ET

L'APTITUDE PHYSIQUE MILITAIRE

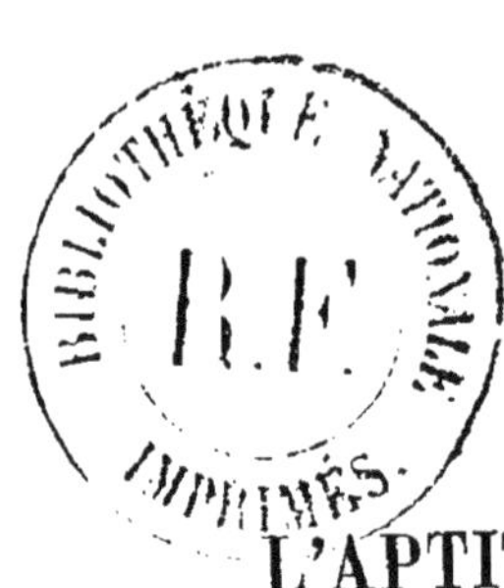

LE POIDS

ET

L'APTITUDE PHYSIQUE MILITAIRE

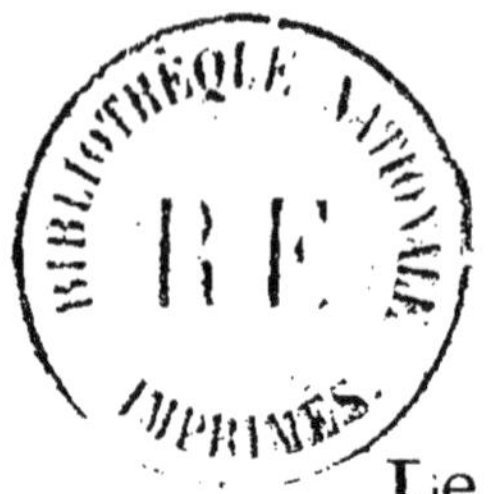

PAR

Le Dr Eugène SCHWŒBEL

LYON

A. REY & Cie, IMPRIMEURS-ÉDITEURS DE L'UNIVERSITÉ

4, RUE GENTIL, 4

1902

A la douloureuse Mémoire

DE MES PARENTS

A MES SŒURS

A MON FRÈRE

A Monsieur

LE BARON FAVEROT DE KERBRECH

Inspecteur Général permanent des Remontes,
Membre du Comité technique de la Cavalerie,
Président de la Commission militaire de Médecine et d'Hygiène vétérinaires,
Commandeur de la Légion d'honneur.

Éternelle reconnaissance.

A mon Oncle

MONSIEUR L'ABBÉ SCHWŒBEL

Hommage de mon respectueux attachement pour sa constante et affectueuse bonté à l'égard de ses neveux et nièces.

A mon Président de Thèse

MONSIEUR LE DOCTEUR LACASSAGNE

Professeur de Médecine légale à la Faculté,
Officier de la Légion d'honneur.

A MONSIEUR LE DOCTEUR TARTIÈRE

Médecin-Major de 1re classe,
Chevalier de la Légion d'honneur.

AVANT-PROPOS

Il nous est bien agréable de rendre ici un hommage public de reconnaissance à M. le professeur Lacassagne, qui nous fait aujourd'hui le grand honneur de présider la soutenance de notre thèse.

Reçu avec la plus grande bienveillance dans son laboratoire, nous avons suivi avec le plus vif intérêt ses leçons si attrayantes par leur simplicité et leur haute valeur pratique.

L'accueil qu'il nous a toujours réservé, les nombreuses marques de sympathie qu'il nous a témoignées, et particulièrement dans une situation difficile, seront toujours présents à notre mémoire.

Que M. le médecin-major Tartière veuille bien nous permettre de lui adresser nos respectueux remerciements pour l'attention qu'il a bien voulu donner à ce travail, les conseils qu'il nous a prodigués, les nombreuses expériences dont il nous a facilité l'exécution au bureau de recrutement, et enfin l'amabilité si grande avec laquelle il nous a reçu.

Merci à M. le médecin-principal Annequin qui nous a prodigué ses soins dévoués et paternels pendant notre séjour à l'hôpital Desgenettes. Nous ne saurions assez l'assurer de notre respectueuse gratitude.

Merci enfin à tous nos camarades d'école qui nous ont témoigné quelque sympathie.

E. S.

PLAN DE L'INTRODUCTION

- A. Utilité d'un critérium pour juger de l'aptitude physique militaire.
  - I. Pour choisir des hommes vigoureux et solides, car le métier militaire est un des plus durs.
  - II. Pour éliminer les faibles, afin d'éviter :
    - 1° Une charge pour l'Etat;
    - 2° L'encombrement en campagne;
    - 3° L'affaiblissement de l'armée;
    - 4° Un surcroît de travail pour les autres;
    - 5° L'admission des tuberculisables;
    - 6° L'affaiblissement de gens pouvant rendre service dans la vie civile.
  - III. Pour éviter les discussions au Conseil de revision.
- B. Jusqu'ici, tous les essais sont restés infructueux.
  - 1° Le règlement est peu précis;
  - 2° La donnée du périmètre thoracique est insuffisante;
  - 3° Insuffisance des périmètres.
    - Scapulaire
    - du bassin.
  - 4° Insuffisance des 2 signes.
    - Abaissement de la pointe du cœur.
    - Expiration prolongée

C. Tendance actuelle à accorder plus d'attention à la donnée du poids.

D. Exposé très sommaire des principes proposés par M. Tartière.

LE POIDS

ET

L'APTITUDE PHYSIQUE MILITAIRE

CHAPITRE PREMIER

INTRODUCTION

La première règle de l'hygiène militaire doit être d'exclure de l'armée tous les hommes atteints d'infirmités, de maladies chroniques, ou simplement trop faibles pour supporter les fatigues du service en campagne. Il ne faut jamais perdre de vue que le soldat est fait pour la guerre. « Le service militaire, dit l'instruction du Conseil de santé des armées du 27 février 1877, exige des sujets, qui entrent ou qui se trouvent dans l'armée, des conditions d'aptitude intéressant à la fois la population et l'Etat. Les militaires doivent être sains et vigoureux, non seulement pour exécuter les exercices et les travaux qui leur sont imposés, et résister aux fatigues qui en résultent, mais encore afin de puiser, dans le sentiment de la force organique, l'énergie nécessaire pour lutter contre les intempéries, supporter les privations, braver les obstacles et les périls, s'habituer à toutes les vicissitudes auxquelles expose le métier des armes en temps de guerre, et même en temps de paix. »

La profession militaire est l'une des plus rudes que l'homme puisse embrasser ; elle expose à des chances considérables de mort pendant la guerre, et même pendant la paix; elle place le soldat sous l'imminence de dangers très réels qui se traduisent par une mortalité relativement plus considérable que celle des professions civiles prises dans leur ensemble. La vie en commun, particulièrement à l'âge où l'on incorpore les jeunes soldats, les fatigues du service en temps de paix, et surtout en temps de guerre, exposent les individus à des causes de maladies et de mort, auxquelles ne peuvent se soustraire que des organismes bien trempés.

Depuis l'antiquité jusqu'à nos jours, dit Ravenez dans *la Vie du soldat*, toutes les nations ont compris que les garanties du succès des batailles ne consistaient pas seulement dans l'habileté du stratège, mais aussi dans les qualités spéciales du combattant. L'instrument de la victoire, dit-il, est aussi bien dans la main qui manie le glaive que dans le cerveau qui dirige l'action. Pour l'attaque comme pour la défense, le soldat doit déployer une activité, une vigueur que peuvent seules lui donner et l'intégrité des organes et une constitution corporelle perfectionnée. Le froid, le soleil, la pluie, le vent, les influences infectieuses, les veilles, la privation d'aliments, la tension d'esprit, les préoccupations du succès, la fièvre de la lutte, les déboires de la défaite doivent échouer sur l'homme de guerre comme la vague des tempêtes sur le rocher de granit ; les anciens le savaient, et les modernes le comprennent. L'armée est faite pour se battre ; ceux-là seuls sont en état de porter utilement les armes pour la défense du pays qui sont physiquement bien constitués. Le dévouement et le courage, dira-t-on, ne se mesurent point au développement matériel de l'homme, mais l'on peut dire que celui dont les forces s'épuisent rapidement ou qui lutte sans cesse contre une organisation trop débile voit bientôt son moral faiblir aussi, car le soldat doit puiser dans sa force physique un légitime sentiment de confiance en lui-même. Quelque admirable que soit parfois l'énergie des hommes exposés à des fatigues supérieures à leur force de résistance, ils n'en sont pas moins inutiles pour l'armée, ils deviennent même de véritables impedimenta (Morache).

Il importe, en effet, à l'armée de ne pas s'encombrer d'hommes incapables de lui être utiles ; les militaires faibles sont « une charge pour l'Etat qu'ils grèvent de journées d'hôpital, une perte pour la société qui pourrait les employer utilement dans d'autres positions, car beaucoup meurent soldats qui auraient pu vivre dans les conditions de la vie civile. »

Tout homme qui, en cas de guerre, devrait rester en arrière, est une non-valeur, au moins pour l'armée active. Les soldats débiles sont absolument incapables de servir en campagne où ils deviennent rapidement la proie des épidémies : ce sont autant d'unités perdues pour le combat, et d'embarras pour le commandement dans les marches et le jour de l'action. Le Gouvernement a grand intérêt à ne pas entretenir des hommes qui passent la plus grande partie de leur temps à l'hôpital ou en congé de convalescence, et qui, en cas de mobilisation, ne pourraient rendre aucun service. De plus, les jeunes gens trop faibles sont heureux de rentrer dans leur famille, l'Etat réalise de grandes économies sur les frais de maladie, n'entretient pas de non-valeurs ; enfin, l'armée ne s'affaiblit pas. Chaque conscrit représente une molécule de la patrie, un des mille engrenages de cette formidable machine nécessaire à la défense et à la victoire. L'élément militaire doit donc être autant que possible difficile dans le choix des hommes, fermer ses portes à tout souffreteux, à tout malingre, appât offert aux microbes, persuadé que si la quantité n'est pas une valeur négligeable, il faut mettre la qualité au-dessus de tout. Ces faibles sont encore une cause de supplément de fatigues pour leurs camarades qui montent des factions et font le pansage à leur place. Enfin, depuis longtemps déjà, il a été constaté que les candidats à la tuberculose se recrutaient en majeure partie parmi les jeunes gens de tempérament douteux, limites du Conseil de revision. Or, comme le dit M. Catrin « les premières fatigues du service sont une sorte de pierre de touche pour les prédisposés à la tuberculose, ...les prédisposés, tuberculose latente ou terrain favorable, peu importe, seront atteints le plus souvent dans les six premiers mois de service ».

Avant tout, il faut donc éliminer les sujets douteux autant que faire se peut. La chose était facile lorsque les armées étaient peu nombreuses et qu'on pouvait choisir les soldats parmi les hommes les plus forts; mais il n'en est plus de même depuis la loi sur le service obligatoire. A côté de ces cas dans lesquels la faiblesse est évidente, et de ceux où elle est la conséquence de maladies bien caractérisées. il y en a beaucoup d'autres dans lesquels il n'est pas facile de se prononcer. Ici survient un autre inconvénient; le médecin militaire n'est qu'un expert, et doit faire partager sa conviction aux membres du Conseil de revision ; or, précisément dans ces cas douteux, il peut arriver que le médecin déclare trop faible pour faire un bon service, un conscrit sur la limite, néanmoins le Conseil le déclare bon pour le service actif, disant qu'il se fortifiera ; or, au régiment, cet homme ne se fortifiera pas et restera toujours un malingre, une non-valeur. De ce que les arguments précis nous font défaut, les discussions s'engagent, les membres du Conseil de revision se croient trop souvent aussi compétents que l'expert médical, et il n'est pas sans exemple de voir l'autorité du médecin subir en cette matière de regrettables échecs. Et cependant, ceux-ci persuadés de l'importance du choix des recrues ont le souci de l'entourer de garanties scientifiques; convaincus que le choix des conscrits sains et aptes au service est d'une importance capitale pour le bien de l'armée et du pays et qu'il exerce une influence considérable sur ses destinées, ils ont depuis longtemps fixé leur attention sur ce point et fait de nombreuses recherches sur la détermination de ce degré d'aptitude. Il n'est point douteux que le souci de ne fournir à l'armée que les hommes capables de supporter les fatigues du service, soit l'un de ceux qui hante le plus l'esprit des médecins chargés des opérations du recrutement : Que faudrait-il donc pour mettre fin à ces hésitations ? Une formule simple et compréhensive exprimant le degré d'aptitude que doivent offrir les hommes appelés sous les drapeaux. Ce qu'il faudrait, c'est une loi de l'aptitude physique, une méthode qui permette de préciser la limite de cette aptitude, qui constitue à elle seule l'ensemble des conditions d'admissibilité au service.

N'y a-t-il donc pas un moyen de rendre manifeste pour tous la faiblesse de constitution ou le développement incomplet du corps, surtout dans les cas douteux ou de prouver que tous les organes sont normalement développés et capables de remplir leurs fonctions régulièrement et avec l'énergie voulue? N'y a-t-il pas aussi un moyen d'attirer l'attention du médecin sur les sujets qui ont un périmètre sous-pectoral limite ou inférieur, de trouver exactement le degré inférieur ou minimum auquel il faut s'arrêter?

Rien ne paraît plus facile *a priori* que le diagnostic de la *faiblesse de constitution*, qui joue un si grand rôle dans les opérations des médecins attachés aux Conseils de revision ; rien en réalité n'est plus délicat. « Les preuves de cette proposition abondent, écrit Duponchel : il n'est guère de médecin militaire qui n'ait eu à se plaindre, à l'arrivée du contingent, du trop grand nombre de sujets faibles qui lui sont adressés; les propositions pour la réforme, faites au moment de l'incorporation, sont, en majeure partie, motivées sur la faiblesse générale du sujet. L'instruction du 27 février 1877, tout en relatant les traits principaux de la faiblesse de constitution, ne dissimule pas les difficultés : « On ne saurait préciser d'une manière absolue l'état, dépendant de données ou de conditions très variables, qui caractérise la faiblesse de constitution. Ses traits principaux néanmoins, sont les suivants : taille trop élevée, disproportionnée avec la largeur du corps; cou allongé et mince, poitrine étroite, enfoncée ou aplatie, ventre déprimé....... La mensuration de la circonférence de la poitrine ne peut être considérée comme un élément absolu d'appréciation de l'aptitude physique au service militaire, le périmètre thoracique variant avec l'âge, la race, la taille, les habitudes et la profession des individus..... » Ces données du périmètre thoracique comparé à la taille peuvent être considérées comme importantes; elles ne sauraient prétendre à résoudre toutes seules le problème. Aussi depuis quelques années a-t-on cherché dans une autre voie la solution du problème. Viry en 1886 résume et communique le résultat des travaux de Lehrnbecker, médecin au 9e régiment d'infanterie bavaroise. L'auteur étudie les rapports existant entre les mensurations faites ordinairement, et la mensuration de la partie supérieure du thorax et du bassin d'autre part, c'est-à-dire : 1° le rapport du périmètre thoracique et du périmètre scapulaire; 2° le rapport du périmètre du bassin avec le périmètre thoracique; 3° le rapport de la taille et du périmètre thoracique; 4° le rapport de la taille et du périmètre scapulaire; 5° le rapport de la taille et du périmètre du bassin; 6° le rapport de la taille avec le périmètre scapulaire et celui du bassin. L'année suivante, Duponchel attire l'attention sur deux nouveaux signes confirmatifs de faiblesse : l'abaissement de la pointe du cœur, l'expiration prolongée : « Isolés et surtout réunis, ces deux signes méritent d'être pris en sérieuse considération dans l'examen des conscrits au Conseil de revision; ils peuvent permettre d'affirmer le diagnostic faiblesse, dans certains cas où les apparences extérieures laissent place au doute. Ces signes ne sont ni constants, ni absolus, mais leur valeur est pour le moins comparable à celle des données fournies par les notions du périmètre thoracique et du poids ; leur constatation est du reste particulièrement aisée. » Sans rien enlever à la valeur de cette constatation, il est bien évident qu'elle ne peut servir de base à une loi générale, car elle n'est appelée à rendre service que dans un certain nombre de cas particuliers.

En 1888, paraît le travail de Mackiewicz : essai sur la valeur des indications fournies par le poids, les périmètres thoracique, sous-pectoral et bi-axillaire, le périmètre des épaules et le périmètre du bassin, pour juger de l'aptitude au service militaire.

L'examen porte sur : 1° les recrues à l'arrivée au corps : 797 ; 2° les anciens soldats ayant plus de dix-huit mois de service : 327 ; 3° les recrues ajournées, pour faiblesse de constitution à l'arrivée au corps : 53 ; 4° les ajournés pour le même motif, ayant plus de dix-huit mois de présence au corps : 15. Ces importantes recherches ne nous donnent pas encore de résultats décisifs : « Les conclusions ne peuvent servir à établir définitivement les chiffres minima, compatibles avec le service militaire actif, puisqu'elles reposent sur un chiffre trop faible d'observations, prises toutes sur des militaires en activité de service, mais elles montrent nettement, nous le croyons, du moins, la voie à suivre pour connaître ces minima...

Il semble aussi que les instruments de précision d'un

emploi assez délicat, tels que le spiromètre d'Hutchinson, le pneumomètre de Kentish, à l'aide desquels les expérimentateurs ont étudié les lois du pouvoir respirateur, ne seraient guère de mise dans les opérations de recrutement.

Enfin, dans ces dernières années, il semble que l'attention des médecins s'est portée, d'une façon toute spéciale, sur un élément, dont l'importance pour être universellement moins reconnue que celle du périmètre dans la constitution, n'en est pas moins réelle.

Nous voulons parler du poids. Le poids, envisagé comme une quantité physiologique, représente dans des limites moyennes, le développement général des parties constituantes du corps humain, et l'on peut affirmer que, jusqu'à un certain degré, il entre comme élément dans la force de constitution.

« Il y a là des données d'appréciation dont la valeur relative n'est pas contestable, dont la recherche n'est ni trop longue, ni trop difficile, si on la restreint uniquement aux cas douteux ; l'obstacle le plus grand à leur adoption réside dans cette répugnance générale pour toute innovation, dans cet esprit de routine, auquel n'échappent point les Conseils de revision, et que les efforts répétés des médecins, réussiront peut-être à détruire. » L'idée, évidemment, n'est pas nouvelle ; il suffit de parcourir les archives de médecine et de pharmacie militaires, pour s'en convaincre immédiatement. Mais, jusqu'à ce jour, elle n'avait pas encore trouvé son application précise, lorsqu'en 1900 elle suscita les nombreuses recherches et expériences de M. l'aide-major Pignet. Enfin, plus récemment encore, elle servit de base à une nouvelle méthode de recrutement, mise, pour la première fois en pratique par M. Tartière, major du bureau de la place de Lyon, pendant sa tournée de revision, en 1901, dans le département de la Drôme. C'est précisément cette méthode que nous voulons étudier ici avec plus de détails, en examinant les données sur lesquelles elle s'appuie, sa mise en pratique, les avantages et les garanties qu'elle procure. Disons de suite quelle est son principe. « *Elle est basée sur la relation existant entre le poids du corps et les décimales de la taille;* plus le chiffre du poids se rapproche de celui des décimales de la taille, plus robuste est le sujet, le résultat est encore plus favorable si le chiffre du poids dépasse celui des décimales, exception faite des gens obèses. Cette loi s'applique surtout aux hommes de la vingtième année, c'est-à-dire aux conscrits. »

Dans une première partie de ce travail, nous exposerons brièvement l'historique de la question, la nomenclature rapide des recherches faites en France et à l'étranger sur la valeur relative du poids, comme moyen d'appréciation de la résistance probable du sujet.

Dans une deuxième partie, nous étudierons quels sont les avantages procurés par la pesée sur la mensuration thoracique; nous nous attacherons surtout à montrer les relations existant entre le poids et la taille, et la limite minima à laquelle il convient de s'arrêter.

Enfin, dans une dernière partie, nous exposerons longuement la méthode de M. Tartière, sa mise en pratique simple et facile, et ses avantages.

CHAPITRE II

HISTORIQUE

Si le poids occupe aujourd'hui une place importante dans tous nos *Traités d'hygiène*, et surtout d'hygiène militaire, il faut bien reconnaître que cette donnée n'a acquis son importance actuelle que depuis une période relativement récente. Auparavant, on ne peut guère citer que quelques rares recherches sur le poids moyen de l'homme.

C'est ainsi qu'en 1783, Tenon pèse 60 hommes et 60 femmes, appartenant aux environs de Paris, et d'un âge compris entre 25 et 40 ans, trouvant comme moyenne 62 kg. 071 pour l'homme et 54 kg. 916 chez la femme.

Beaucoup plus tard, vers 1832, Quetelet publie ses nombreux tableaux à Bruxelles, notamment ses *Recherches sur le poids de l'homme aux différents âges* et *son anthropométrie*.

En comparant, suivant les sexes et à tous les âges de la vie, la moyenne des tailles et des poids de l'homme, ce savant statisticien a trouvé dans ce rapprochement le critérium indispensable, la véritable pierre de touche des qualités de la taille et des qualités physiques qui s'y attachent (Vincent).

Marshall, ancien inspecteur général des hôpitaux militaires en Angleterre et auteur d'un excellent livre sur le recrutement, a beaucoup insisté, en 1846, sur l'utilité de fixer un minimum de poids, indépendamment d'un minimum de taille. Cet auteur a mensuré la taille et pesé le poids des 8 compagnies de 2 régiments de cipayes ; il en est résulté que le poids moyen est de 58 kg. 437 pour le cipaye de Bengale, 50 kg. 283 pour le cipaye de Madras.

Dans les procès-verbaux de l'enquête du Gouvernement anglais sur l'état sanitaire des grandes villes, on trouve quelques indications sur la taille et le poids de l'homme moyen dans divers pays de l'Europe,

Boudin, en 1849, dans le *Recrutement de l'armée*, consacre quelques lignes au poids ; il rappelle les recherches de Tenon et celles de Marshall, où le poids est évalué en stones (14 livres de 453 grammes).

En Bavière, dès 1854, le conseiller Escherisch fait remarquer qu'un examen exact de la taille et du poids d'une population permet d'en déduire des conclusions positives sur sa constitution physique et sa vigueur. Grâce à ses recommandations, le poids des individus appelés au service militaire fut déterminé à l'aide d'une balance disposée, à cet effet, sur le contingent des trois années répondant aux années de naissance 1836-1837-1838. Ce sont ces documents qui furent utilisés en 1863 par un statisticien distingué, Meyer, qui les a envisagés sous plusieurs aspects ; le chiffre total des individus examinés fut de 12.740. Il a remarqué que, pour ce qui est de la comparaison de la taille avec le poids, il en résulte ce rapport remarquable : le *poids moyen offre de plus larges différences que la taille.* Il note, en outre, que la taille et le poids ne sont point en proportion, suivant qu'on envisage les différentes professions des conscrits.

S'appuyant sur les recherches de Quetelet, Vincent, en 1861, insiste énormément sur l'utilité du poids : « C'est donc par le poids surtout que les disproportions de la stature avec l'ensemble corporel peuvent être justement appréciées. Il constitue, par conséquent, le moyen par excellence pour juger, en dernier ressort, les incompatibilités de la taille avec les données générales de l'organisation individuelle... L'emploi de la toise ordinaire, munie d'une bascule pour plancher, en confondant à peu près le double jeu de l'instrument, ne pourrait jamais être dans les bureaux de recrutement ni devant les Conseils de revision une cause d'embarras ou de perte de temps... » Et, plus loin, il ajoute à propos des cas suspects : « Un simple coup de bascule suffirait alors à résoudre très promptement le problème, au grand profit du recrutement lui-même. » Plus loin encore : « Que de fois, dans le cours de nos tournées de revision, avons-nous eu le regret de voir nous échapper, pour quelques millimètres, des hommes très vigoureux que l'inflexible niveau livrait au refus du Conseil, tandis qu'en dépit de nos réserves, nous lui voyions accepter des sujets douteux dont l'usage de la bascule nous eût aidé à prouver la médiocrité. »

Robert, en 1863, s'assure du poids des hommes au moyen d'une bascule d'hôpital, dont la sensibilité ne laisse rien à désirer. Mais ici, il s'agit d'hommes, la plupart en traitement ou à peine convalescents, conditions tendant naturellement comme conséquence à abaisser le poids normal de l'individu. D'après ses recherches, le poids oscille entre 57 et 69 kilogrammes chez les malades, tandis que chez les infirmiers, il varie de 60 à 76.

La même année, Allaire publie les *Etudes sur la taille et le poids de l'homme dans le régiment des chasseurs à cheval de la garde ;* il trouve un maximum de 83 kilogrammes et un minimum de 48 kilogrammes.

Un peu plus tard, ce sont les *Études sur la taille et le poids du soldat français*, suivies de quelques recherches ethnologiques dans le bataillon de chasseurs à pied de la garde, par Bernard. Le maximum du poids trouvé était de 81 kilogrammes, le minimum 52 kg. 500 et la moyenne 64 kg. 956. Il déduit, en outre, de ses recherches que le chiffre du poids moyen compense parfaitement la faiblesse de moyenne de la taille.

Le *Bulletin de la Réunion des Officiers* publie en 1873 les recherches des médecins de l'armée russe Seeland et Stolaroff *De l'aptitude des recrues au service militaire, déterminée par la mesure de la poitrine et le poids de l'homme*, traduites par Saniewski. Ces études portent sur 4.930 recrues. Moyennes trouvées : taille 1^{m}659, poids 63 kg. 526. « Chaque centimètre d'augmentation de la taille entraîne une augmentation régulière et progressive du poids et du périmètre thoracique absolu, tandis que le périmètre thoracique relatif (rapport du périmètre absolu à la demi-taille) diminue... Le rapport harmonieux entre la taille, le périmètre thoracique et le poids, est surtout sensible chez les hommes de taille moyenne ou petite... Par conséquent, plus le périmètre thoracique et le poids sont grands, la taille restant dans les limites moyennes, plus l'homme est fortement constitué. »

Vallin, ancien professeur d'hygiène militaire au Val-de-Grâce, s'occupe de la question dans une analyse des documents adressés au Conseil de santé en 1867. Nous allons y faire quelques emprunts.

Le Dr Moutet dans l'*Extrait du registre médical d'incorporation du 89e régiment de ligne*, étudie soixante-quatorze hommes signalés comme de constitution médiocre. On note la faiblesse extrême du poids concordant avec le chiffre inférieur du périmètre. « Ici il n'y a pas d'erreur possible, et tout concourt, en même temps à accuser la faible aptitude de ces hommes. Nous pensons que l'armée n'aurait pas été appauvrie si la plupart de ces jeunes gens avaient été ajournés ou exemptés au Conseil de revision ; et peut-être la connaissance plus exacte de leur poids et de leur périmètre à ce moment aurait-elle fait décider leur exclusion. » Le Dr Gros communique les renseignements concernant trente et un sujets suspects. Il conclut à l'ajournement des hommes qui n'ont pas 78,5 de périmètre sous-pectoral, et qui ne pèsent pas au moins 50 kilogrammes. « La coïncidence d'un faible périmètre et d'un poids qui n'atteint même pas 50 kilogrammes nous paraît exclusive d'une aptitude militaire suffisante ; nous voyons, d'ailleurs, que plus de la moitié des hommes de ce groupe sont notés comme ayant une aptitude médiocre ou mauvaise. » Bresson prend le poids des hommes suspects du 1er bataillon de chasseurs à pied.

Bargy et Bucquoy, dans un travail considérable envoyé au Conseil de santé *Mensurations thoraciques et pesées des hommes incorporés au 143e de ligne, depuis la formation en* 1874 *jusqu'en* 1876, proposent de rejeter à la revision tout individu, quelle que fût sa taille, qui ne pèserait pas au moins 50 kilogrammes.

Bucquoy nous apprend, en outre, qu'en prenant 50 kilogrammes pour minimum, et en se basant sur ses expériences au 143e de ligne, on ne trouverait pas moins de 1500 hommes ayant un poids aussi insuffisant. Il est regrettable que la constitution et l'aptitude apparente des hommes ne soient pas mentionnées.

Geschwind fournit les poids de 85 appelés, il constate que dans cinq cas seulement le poids est inférieur à 50 kilogrammes. Il considère, lui aussi, le chiffre 50 comme minimum au-dessous duquel il n'y a plus d'aptitude militaire et au-dessous duquel il faut ajourner et exempter les hommes. Jacob examine au hasard cent hommes au 12e d'artillerie, il remarque la coïncidence d'un poids aussi faible que 52 kilogrammes avec un périmètre de 0,75 à 0,79 chez des hommes d'une taille aussi élevée que 1m69.

Vallin résume ainsi ses impressions : « Le poids de 50 kilogrammes, le périmètre de 75,5 mesuré immédiatement au-dessous de la saillie des pectoraux, dans l'intervalle de deux respirations normales, les bras tombants, paraissent être la limite de l'aptitude physique au service militaire. Sans faire de ces chiffres une condition d'exclusion, on peut dire qu'il y a presque toujours avantage à ajourner les jeunes gens qui n'atteignent pas ce minimum. »

Fetzer, en 1880, conclut que la mensuration thoracique n'a pas grande valeur. Il attache plus d'importance aux pesées : un poids de 60 kilogrammes indiquerait la limite inférieure de l'aptitude physique ; il serait rare de trouver parmi les hommes de 1,57 et au-dessus des sujets qui, pesant moins de 60 kilogrammes feraient de bons soldats.

Pour la première fois, d'après une circulaire du 25 mars 1880, le poids sert non pas seulement de base à des raisonnements théoriques, mais bien de critérium dans les levées des milices belges. La loi est mise en pratique en 1881 et 1882. Voici ce qui intéresse notre sujet : « Le rapport entre la taille et le poids du corps ne doit pas être inférieur de plus de 7 kilogrammes au chiffre des décimales de la taille chez les hommes qui n'atteignent pas 1,65 et de plus de 8 chez les autres.

A partir de cette époque les recherches se multiplient sans arrêt ; chaque année apporte de nombreuses communications, dont nous ne citerons que les principales.

C'est en 1882, l'important travail de Doubre dont nous ne retiendrons que quelques conclusions : « Le poids, considéré dans son rapport avec la taille, est un élément beaucoup plus variable que le périmètre thoracique, et il constitue un indice beaucoup moins certain, du moins toutes les fois qu'il dépasse chez nos hommes 60 kilogrammes, car au-dessous de cette limite c'est un indice presque certain d'inaptitude... Pendant la durée du service, le périmètre et le poids augmentent, en général, proportionnellement au temps écoulé. » Quelques lignes plus loin : « Un poids de 60 kilogrammes, même associé à un périmètre positif sera également une cause de rejet... Pour les hommes de taille moyenne, c'est-à-dire de 1^{m}71 à 1^{m}75, les périmètres négatifs ne devront être un motif de rejet que s'ils sont associés à un faible poids. »

Un peu plus tard, en 1886, Morache dans son *Traité d'hygiène militaire* consacre plusieurs pages au : *rapport de la taille, du poids et du développement de la poitrine.*

En Angleterre, Parkes conclut qu'à dix-neuf ans, la moyenne de la taille est de 1^{m}65 et du poids de 60 kilogrammes.

Longmore indique les rapports entre l'âge et la taille, le poids et le périmètre thoracique de dix-sept à vingt-deux ans. D'après les données qu'il a obtenues, on a établi les règles qui, pour chaque corps de l'armée anglaise, déterminent le poids en relation avec la taille exigée.

D'après l'ordonnance du 20 octobre 1887, on accepte les formules suivantes au Portugal : $C > \frac{A}{2}$ et $\frac{P}{A} > 38$ dans laquelle A représente la taille, C le périmètre thoracique, et P le poids.

Aux Etats-Unis d'Amérique l'instruction sur le recrutement a établi une relation désirable entre la taille exprimée en pouces, et le poids en livres.

Jansen recherche le chiffre du poids qui doit répondre à 1 centimètre de la taille.

A cette même époque, le médecin au 9e régiment d'infanterie bavaroise Lehrnbecker se donne à tâche d'étudier les rapports qui peuvent exister entre les mensurations généralement faites en vue de juger l'aptitude du service militaire : taille, périmètre thoracique, poids d'une part, et la mensuration de la partie supérieure du thorax et du bassin d'autre part.

Vient Frilley qui porte son observation sur 6435 hommes de la classe 1884 et leur fait subir deux examens, l'un en décembre 1885, l'autre en juillet 1886, pour chercher à établir les variations survenues pendant la période d'instruction dans la taille, le poids, le périmètre thoracique et la constitution des jeunes soldats incorporés au 16e corps d'armée.

L'année suivante, recherches identiques par le même auteur sur la classe de 1885.

En 1890, travail de Bouchereau :

Quelques mois plus tard, Mackewicz nous apprend :

1° Que le poids augmente chez les anciens soldats; cette augmentation n'a pas lieu chez les ajournés anciens soldats. Les ajournés pèsent moins que les autres militaires (recrues, anciens soldats).

2° Le poids augmente avec la taille d'une façon générale, mais en présentant de brusques variations pour les tailles élevées chez les non ajournés.

3° La courbe en poids représente presque celle du périmètre sous-pectoral et lui est parallèle chez les recrues et les anciens soldats. Chez les ajournés, ces deux courbes se rapprochent et s'éloignent irrégulièrement l'une de l'autre.

Mackiewicz publie en outre un tableau des plus intéressants concernant la fréquence des périmètres sous-pectoraux minima d'après le poids. L'auteur ajoute dans la suite : « Pour attirer l'attention du médecin-expert, l'un des meilleurs moyens à employer serait de peser les conscrits en même temps qu'on les toiserait. »

C'est d'ailleurs ce qui se fait en Allemagne, car depuis longtemps nos voisins d'Outre-Rhin se sont aperçus que tous les malingres ont un poids inférieur.

Körting, en Allemagne, dans ses recherches sur l'*Elimination des tuberculeux de l'armée, insiste sur l'importance de fréquentes pesées.*

Ravenez n'a garde d'oublier la notion de poids dans son ouvrage sur la vie du soldat : « On pourrait établir une formule mathématique et dire qu'à *n* centimètres de taille, correspondent *n* grammes de poids. »

Plus récemment Mackiewicz publie un nouvel article : « De l'ancienneté de service des tuberculeux observés dans l'armée, du périmètre thoracique, du poids et de la constitution qu'ils présentent au moment de leur incorporation. »

En 1896, Granjux nous fait part de ses recherches sur la tuberculose dans l'armée et sa prophylaxie, in *Revue de la tuberculose.*

En 1897, le Dr Marty, ancien professeur suppléant de l'École de médecine de Rennes, cherche à constituer une échelle type des rapports devant exister entre la taille et le poids ; il note les variations que peut présenter ce rapport dans les différentes professions.

On peut constater dans les *Principes d'hygiène* du Dr Charles Viry, que l'étude des rapports entre le poids, la taille et le périmètre thoracique occupent une assez large place. La même remarque peut s'appliquer au traité du Dr Laveran.

Citons rapidement les recherches de Hammond, médecin-chef de l'armée fédérale, celles de Duponchel, de Titeca, de Fetzer, médecin wurtembourgeois.

En 1898, dans le *Bulletin médical*, paraît l'important article de Mackiewicz : « De l'emploi des mensurations du corps pour la fixation d'un minimum de robusticité et la diminution de fréquence de la tuberculose de l'armée. »

Enfin, tout récemment, le Dr Pignet publie ses articles sur la « Valeur numérique de l'homme », nouveau mode d'appréciation de la force physique exprimée par un nombre tiré de la comparaison des trois mensurations : taille, périmètre et poids. Cette vaste étude, appuyée sur de nombreux documents et d'importantes statistiques nous arrêtera un peu plus longtemps, d'autant plus que cette nouvelle méthode a été proposée par son auteur comme critérium pour le recrutement. Exposons donc rapidement un aperçu de ce mode d'appréciation :

La taille, le périmètre et le poids sont utiles pour se former une opinion sur la force physique de l'homme ; le périmètre et le poids seuls ne peuvent donner de grandes indications. La valeur numérique est la valeur physique d'un homme indiquée par la combinaison rapide de la taille, du périmètre et du poids. On l'obtient par addition du périmètre et du poids que l'on soustrait de la taille.

Taille — (périmètre + poids) = valeur numérique.

En prenant quelques exemples, on se rend vite compte que le chiffre qui indique la valeur numérique est d'autant plus grand que la constitution est moins bonne. D'après des données nombreuses, il est établi que les chiffres 21 à 25 correspondent à la plus grande moyenne des cas. On pourra diviser les nombres représentant la valeur numérique par groupes de 5, de la façon suivante :

Au dessous de 10 = Constitution très forte.
De 11 à 15 = — forte.
De 16 à 20 = — bonne.
De 21 à 25 = — *bonne moyenne.*
De 26 à 30 = — faible.
De 30 à 35 = — très faible.
Au dessus de 35 = — très médiocre.

Dans les deux cas :

Taille — (périmètre + poids) = 0,

Taille — (périmètre + poids) > 0,

on indiquera le résultat en faisant précéder la valeur numérique du signe +. La conclusion est que la combinaison de ces trois mensurations de l'homme : périmètre thoracique, taille et poids du corps, permet d'arriver à une appréciation exacte de la force physique qu'un simple nombre suffit à exprimer.

En appliquant cette méthode sur 510 hommes qu'il a observés, l'auteur a constaté que le nombre d'entrées de blessés va en diminuant à mesure que la valeur numérique est moins bonne. Le nombre d'entrées de fiévreux est d'autant plus grand que la valeur numérique est plus faible.

Au point de vue des affections médicales, plus la valeur numérique est faible, plus le nombre de journées de maladie est considérable. Donc, en général, l'homme est d'autant plus sujet aux maladies que sa valeur numérique est plus faible.

L'auteur propose sa nouvelle méthode comme critérium dans les bureaux de recrutement et les Conseils de revision, en fixant une valeur numérique minimum. Des trois éléments du calcul, le premier, la taille, est mesurée pour chaque homme au Conseil même. Le second, le périmètre, est toujours pris par le médecin pour les douteux. Le troisième ou le poids, n'est pas calculé d'habitude, et l'on pourrait, sans inconvénient, confier la pesée à un gendarme.

Reste la partie calcul. Il faut pour cela un certain temps et l'on peut commettre des erreurs. Pour écarter ces deux objections, l'auteur a inventé un instrument, sorte de machine à calculer, d'un maniement facile, dont on trouvera tout au long l'exposé et le mécanisme, dans le *Bulletin médical* du 27 avril 1901. D'après M. Pignet, on peut avec cet appareil relever en une heure sur les registres d'incorporation, plus de trois cents indices numériques. On voit donc que les calculs nécessaires pour déterminer « l'indice numérique, sont tellement simplifiés, grâce à notre appareil, qu'ils ne sauraient constituer une objection à l'emploi de l'indice numérique au Conseil de révision. »

Nons avons cru nécessaire de nous étendre un peu longuement sur cette méthode, afin de pouvoir la comparer dans un des chapitres suivants avec celle de M. Tartière qu'il nous reste à exposer et à discuter.

CONSIDÉRATIONS SUR LE POIDS

Plan.

- I. Le poids . . . .
  - 1° Le poids est le signe de la densité vitale.
  - 2° Il est susceptible d'appréciation directe.
  - Critiques
    - Maigreur.
    - Obésité.
- II. Parallèle de la pesée et de la mensuration thoracique. .
  - Mensuration thoracique. .
    - I. Valeur que l'on doit attribuer au périmètre thoracique au point de vue de la capacité pulmonaire.
    - II. Méthodes trop variables
      - Bimammaire.
      - Sous-pectorale
      - Sous-axillaire.
      - Scapulaire.
    - III. Différentes façons, faussant le résultant, d'employer ces méthodes.
    - IV. Indécision des règlements du Conseil de Santé.
    - V. Instabilité des résultats due :
      - Aux méthodes trop différentes.
      - Aux façons multiples de les employer.
      - Aux mètres employés.
      - A l'individu.
    - VI. Différences des résultats obtenus (Mackiewicz).
    - VII. Conclusion. Mensuration très difficile, et donnant avec le même individu des résultats trop variables.
  - Pesée. . . . . .
    - 1° Pesée est simple et facile.
    - 2° Résultats toujours comparables.
    - 3° Critique. Encombrement du à la balance.
      - 1° On en trouve chez tous les commerçants des centres de Conseil de revision.
      - 2° Dans les bureaux, embarras de peu d'importance en combinant la bascule avec la toise.
      - 3° Rapidité plus grande avec bascule automatique.

III. Rapport du poids et du périmètre		Dans la très grande majorité des cas, il semble que les variations du poids soient parallèles aux variations du périmètre thoracique; on peut donc remplacer l'un par l'autre sans grand inconvénient.
IV. Le poids chez les malingres et les tuberculeux . . .	I. Confirmés. .	Le poids est inutile, les tuberculeux confirmés présentant des symptômes qui les désignent immédiatement.
	II. Contagionnés	Le poids est inutile, les contagionnés étant, en général, des hommes sains et très vigoureux au moment de l'incorporation.
	Suspects . . .	1° La moitié des tuberculeux de l'armée sont des prédisposés. 2° D'après les différentes statistiques publiées, on peut constater que tous les suspects ont un poids inférieur. 3° Donc un poids inférieur peut, dans une certaine mesure, désigner la moitié des futures victimes.
V. Poids moyen		Différents chiffres donnés par les auteurs. Mauvaise base d'appréciation, est toujours trop élevée.
VI. Poids minima		Différents chiffres donnés par les auteurs. Doit être différent avec chaque taille autrement perd toute sa valeur.
VII. Poids et taille		Rapports donnés par les différents auteurs. Causes d'erreurs : 1° Origine ethnologique. 2° Mensurations faites sur des corps trop spécialisés. 3° Les rapports sont établis sur des soldats incorporés depuis plus ou moins de temps. 4° Sont trop précis, ne laissent pas assez de latitude à l'expert.

VIII. Principes proposés par M. Tartière	1° Exposé des principes. 2° Leur vérification sur certaines statistiques antérieures. 3° Comparaison avec la méthode Pignet. 4° Causes de la supériorité de la méthode de Lyon.

CHAPITRE III

CONSIDÉRATIONS SUR LE POIDS

Comme nous l'avons déjà vu, le critérium proposé par M. Tartière, le point essentiel et capital de sa méthode, repose sur le poids, puisqu'il néglige totalement le périmètre. Cette donnée a-t-elle bien la valeur que lui attribue M. Tartière; la pesée offre-t-elle des avantages réels à opposer à la mensuration thoracique; nous donne-t-elle des renseignements aussi précieux que le périmètre sur les sujets douteux ou limites, peut-on donner une limite minima pour le poids comme on a essayé d'en donner pour le périmètre? ce sont ces différentes questions que nous allons essayer de résoudre.

Du poids. — Envisageons d'abord le poids en lui-même. Parmi les éléments relatifs à l'homme, le poids est susceptible d'une appréciation directe et le nombre qui le réprésente est une véritable grandeur mathématique. Pour être moins universellement reconnue que celle du périmètre dans la constitution, l'importance du poids n'en est pas moins réelle, il est d'une excellente ressource dans l'appréciation de l'aptitude. D'après lui, on peut juger de la force d'assimilation de l'homme et de sa résistance. La notion de taille ne peut prendre de valeur réelle que si elle est mise en rapport avec le poids. « Ce qu'il faut surtout retenir, dit Duponchel, c'est que plus le poids s'éloigne des moyennes admises comme correspondant à une bonne constitution, plus il convient d'être attentif et de vérifier l'état des organes. » En effet, si nous en croyons Vincent, « à égalité de volume, le poids est pour toutes choses la seule mesure de la masse, pour les êtres organisés, il est tout à la fois l'expression du développement corporel, de la contexture organique et de la quantité de matière vivante qui remplit la trame des tissus ; il est, si l'on peut ainsi dire, le signe de la densité vitale. C'est donc par le poids surtout que les disproportions de la stature avec l'ensemble corporel peuvent être justement appréciées. Il constitue, par conséquent, le moyen par excellence pour juger en dernier ressort, les incompatibilités de la taille avec les données générales de l'organisation individuelle ».

Un peu plus loin nous trouvons encore : « Cet élément de précision introduit dans la pratique permettrait en outre pendant les guerres de longue durée de suppléer, plus sûrement, par un léger abaissement de la taille réglementaire au surcroît des exemptions légales et d'arriver sans mécompte au chiffre des contingents demandés ». Sans aucun doute donc, le poids apporte un secours précieux au diagnostic de l'aptitude. Ravenez y insiste singulièrement : « Le poids du corps est un élément d'appréciation des plus importants au point de vue de l'aptitude au service militaire. Il représente la masse des leviers osseux et des muscles qui les font agir, la masse des viscères qui fonctionnent lorsqu'ils sont normaux avec d'autant plus d'activité qu'ils sont plus considérables, enfin la masse nerveuse qui préside à tous les phénomènes vitaux. »

Mais, dira-t-on, *la maigreur*, en l'absence de tout caractère pathognomonique propre à l'expliquer, ne peut être un motif absolu de refus, que dans les cas où elle est suffisamment prononcée ; en outre beaucoup de jeunes gens qui sont mal nourris ou qui se surmènent avant de se présenter au Conseil de revision afin de paraître plus faibles qu'ils ne sont en réalité, sont maigres bien que très vigoureux et très aptes au service militaires ; la même objection s'applique pour ceux qui relèvent de la convalescence d'une maladie aiguë, ou qui sont d'une nature sèche mais résistante, due à un tempérament nerveux. Cela est vrai, mais ici encore l'usage de la bascule pourrait souvent faire cesser toutes hésitations, en fournissant l'écart numérique du rapport qui existe normalement entre le chiffre de la taille et celui du poids moyen correspondant du corps.

Enfin, la charpente et l'ensemble du sujet, l'examen des principales fonctions et, au besoin, les renseignements de notoriété pris séance tenante, auront bientôt fixé l'opinion dans ces cas exceptionnels. *L'obésité* elle-même, qui compte tant de degrés, pourrait être ainsi mesurée aux limites qu'elle ne peut franchir, sans compromettre la liberté d'action dont l'homme de guerre doit être si largement pourvu. Le poids est donc un des meilleurs moyens de rétrécir, en matière de recrutement, le champ beaucoup trop vaste des appréciations hasardées et irréfléchies.

La mensuration thoracique comparée à la pesée. — Depuis longtemps déjà, on a attribué une grande valeur à la mensuration thoracique, et insisté sur l'importance des renseignements qu'elle procurait. On ne peut nier évidemment son utilité, mais est-ce bien là un critérium parfait de l'aptitude physique. Non, assurément, et il semble bien qu'en fait on ait exagéré un peu trop sa valeur.

D'après Toldt, médecin militaire autrichien, il faut refuser toute valeur à la mensuration du thorax, par la raison qu'il n'y a pas de rapport direct entre la capacité et la circonférence thoracique. Hutchinson et Hécht reconnaissent eux-mêmes que ce rapport n'est pas constant. Morache partage cet avis.

En Allemagne, le règlement concernant l'aptitude au service militaire, constate que le périmètre thoracique n'est pas un critérium.

Il y a, en outre, tellement de méthodes en usage qu'il est presque *impossible d'obtenir des résultats comparables*. Si l'on fait faire la mensuration sur un même individu par plusieurs personnes, il y a beaucoup de chances pour qu'il y ait autant de chiffres que d'observateurs. On peut distinguer en effet :

1° *Une mensuration bi-mammaire :* Le ruban métrique est placé juste au-dessous des mamelons ; nous pouvons signaler comme causes d'erreurs les tissus graisseux et les muscles qui sont plus ou moins saillants suivant les sujets et peuvent occasionner des différences considérables dans les résultats numériques.

2° *Une mensuration sous-pectorale :* Le ruban métrique est placé au-dessus de la saillie des pectoraux à 4 millimètres au-dessous des mamelons.

3° *Une mensuration sous-axillaire* : Le ruban est placé aussi haut que possible sous les aisselles, on obtient dans ces conditions des périmètres de 3 à 6 centimètres supérieurs à ceux obtenus par les procédés précédents, principalement à cause de la saillie des pectoraux, des grands dorsaux et des omoplates.

4° *Une mensuration scapulaire :* Le ruban est placé suivant un plan horizontal qui passerait : en avant, à l'union de la poignée du sternum avec la lame ; sur les côtés, par le milieu du muscle deltoïde (l'homme étant debout, les bras appliqués le long du corps et en arrière) à 2 centimètres au-dessous de l'épine de l'omoplate.

Cette rapide énumération suffit pour convaincre qu'il ne faut pas songer obtenir des résultats stables, fixes, comparables. Empressons-nous d'ajouter que les divergences des méthodes ne s'arrêtent pas là ; il y a encore les différentes manières de les employer. C'est ainsi que *les uns* prennent la mensuration, les bras de l'homme étant élevés au-dessus de la tête et portés un peu obliquement en avant. *Les autres*, la prennent les bras étant relevés mais soutenus, les mains appuyant leur paume sur le sommet de la tête, afin d'éviter l'attitude de l'effort ; *d'autres* enfin, prennent le périmètre, les bras tombant naturellement le long du corps. Ces tâtonnements des différents médecins militaires, nous les retrouvons dans les circulaires ministérielles. Ainsi, la circulaire du 13 mars 1876 recommande de choisir la circonférence passant par les mamelons afin d'avoir un point de repère très précis. « La circonférence thoracique prise au niveau des mamelons doit fournir 2 centimètres de plus que la demi-taille chez les individus d'une taille de 1^{m}60. et au-dessus, et 8 centimètres pour les individus inférieurs à une taille de 1^{m}60. » Mais l'application de cette mesure amena quelques mécomptes, aussi à dater du 27 février 1877, de nouvelles fixations moins absolues sont réglementaires en France, d'après lesquelles la circonférence thoracique doit être prise au-dessous de la saillie des pectoraux ; on « tient compte » de cette mensuration lorsque la circonférence donne moins de 78 centimètres. Enfin les dernières instructions ministérielles françaises ne donnent plus aucun chiffre pour le périmètre thoracique compatible avec le service militaire.

D'ailleurs les causes d'erreurs ne tiennent pas uniquement à la multiplicité des modes de mensuration et de leur mise en pratique. Il faut encore tenir compte, et de l'individu en observation, et de l'instrument dont on se sert. Par exemple, si l'on empêche le conscrit de gonfler instinctivement sa poitrine au moment de la mensuration, on diminue sensiblement le chiffre. L'expiration ou l'inspiration plus ou moins fortes le feront encore varier singulièrement, ne serait-ce même qu'en déplaçant le ruban de sa place strictement horizontale.

Enfin, le ruban peut être en matière plus ou moins extensive, il peut être tendu plus ou moins fort.

C'est ainsi que M. Bucquoy dans son travail en 1876 a utilisé un mètre en ruban de fil qui s'étant allongé progressivement par la tension, s'était relâché, et excédait de plusieurs centimètres le mètre normal. Ses résultats sont en conséquence dépourvus de toute utilité.

Ce n'est donc pas chose aussi simple qu'il semblerait au premier abord que de prendre la mensuration du thorax, et les causes d'erreurs y abondent sous toutes les formes. Ce fait a d'ailleurs frappé de nombreux médecins militaires. « Il n'y a pas, dit Vallin, uniformité dans le mode des mensurations thoraciques : les uns mesurent la poitrine les bras étant relevés et étendus ; les autres les bras abaissés; tel porte le ruban au niveau des mamelons, tel autre à 1 ou 2 centimètres plus bas ou au niveau du bord inférieur des pectoraux, ou même jusque sur les hypocondres ; l'un mesure à la fin d'une expiration forte, l'autre entre deux respirations insensibles, toutes conditions qui, sur un même sujet, peuvent donner des différences de 1 à 5 centimètres. D'autres serrent le ruban avec une grande force ou emploient des mesures en tissu de fil qui s'allongent peu à peu par la distension, de telle façon que le ruban excède le mètre de 2 centimètres et même plus ; parfois enfin, il n'y a aucune indication sur la méthode suivie, ou bien plusieurs médecins se sont succédé dans un même corps, quelquefois en suivant des procédés différents. »

Laveran dans son *traité d'hygiène* insiste de même sur ce fait : « La cage thoracique a une forme conique et elle est mobile, par suite son périmètre varie suivant la hauteur à laquelle on place le ruban métrique et suivant que la mensuration est faite pendant l'inspiration ou pendant l'expiration ; enfin les muscles thoraciques peuvent, par les saillies qu'ils déterminent en se contractant ou par les mouvements qu'ils impriment aux côtes ou aux omoplates, modifier le périmètre thoracique ; c'est ainsi que ce périmètre varie suivant que les bras sont levés ou abaissés. »

Nous emprunterons à Mackiewicz (extrait du *Bulletin médical*, 1898, n° 35) un tableau où sont mises en lumière de la façon la plus exacte toutes ces divergences.

Variations moyennes, chez un même sujet, des chiffres du périmètre thoracique, résultant du mode de mensuration.

				m
Périmètre sous-pectoral, les bras tombant naturellement.	Normal. Unité de comparaison :			
	En expiration forcée.			— 0,040
	En inspiration forcée			+ 0,040
	Dans l'intervalle de deux respirations .			— 0,007
Périmètre bi-mammaire.	Immédiatement au-dessus ou au-dessous des mamelons.	Bras au-dessus de la tête.	Le sujet comptant à haute voix . . .	+ 0,025
			Dans l'intervalle de 2 respirations	+ 0,025
			En expiration ordinaire .	— 0,005
			En inspiration forcée . .	+ 0,060
		Bras en avant horizontalement dans l'intervalle de 2 respirations . . .		+ 0,030
		Bras tombant naturellement dans l'intervalle de 2 respirations . . .		+ 0,010
	Dans le quatrième espace intercostal, le sujet comptant à haute voix, les bras au-dessus de la tête.			+ 0,011

Avons-nous des erreurs ou des variations semblables dans les pesées? Bien évidemment non.

Un des plus grands avantages du poids, et cela surtout dans la mise en pratique, est la stabilité des résultats qu'il fournit, résultats presque constamment invariables ou n'accusant que des différences légères, suivant l'état de réplétion ou de vacuité plus ou moins grande des voies digestives. On l'avouera facilement, ces inégalités sont assez insignifiantes pour être négligées sans le moindre inconvénient. Il n'y a ici aucune règle fixe à suivre; les différentes positions du corps. l'état de contraction des muscles n'ont aucune influence sur les chiffres obtenus; toutes les balances ou bascules peuvent se prêter à ces recherches; pas la moindre technique à observer; bref, le caractère dominant de la pesée, c'est qu'elle est simple et facile, qu'elle peut être faite par le premier venu, ignorant même les plus élémentaires connaissances médicales. Il n'y a plus cette divergence de la mensuration thoracique. 50 personnes pèseront le même individu, et 50 trouveront le même résultat.

Mais, s'empressera-t-on d'objecter, il faut alors s'encombrer d'une bascule? Si c'est là le seul obstacle, nous avouerons vite qu'il n'est guère sérieux. Pendant les tournées de Conseil de revision, il est facile de trouver une bascule dans n'importe quel chef-lieu de canton, bascule qui sans aucun doute sera mise avec empressement à la disposition du Conseil par un commerçant ou un particulier. Il semble que, dans un bureau de recrutement, une balance ne doit pas être d'un grand embarras. « L'emploi de la toise ordinaire, dit Vincent, munie d'une bascule pour plancher, en confondant à peu près le double jeu de l'instrument, ne pourrait jamais être dans les bureaux de recrutement ou devant les Conseils de revision une cause d'embarras ou de perte de temps. Bien au contraire, car lors de la visite d'un sujet à corpulence suspecte et par conséquent à la limite de l'acceptation ou du refus, l'hésitation forcée de l'expert et sa déclaration motivée entraînent ordinairement, de sa part une longueur d'examen, et, de la part des juges, une lenteur de décision, sinon préjudiciables au but que l'on poursuit, au moins très fâcheuses, quand il s'agit d'opérer vite et bien. »

Il est évidemment facile de pratiquer une pesée sans augmenter notablement le travail du Conseil de revision et, à la rigueur, il suffirait de placer la toise sur une balance romaine ou sur tout autre système de balance indiquant, au moyen d'une aiguille se mouvant sur un cadran, le poids du jeune homme, pendant l'instant même où l'on mesurerait sa taille.

Il serait bien facile de construire un appareil plus perfectionné, analogue à celui qui se trouve dans les grandes gares de Paris et qui donne au public, pour une somme modique, la satisfaction de se peser. Une aiguille indicatrice, comme celles qui existent actuellement, donnerait très exactement le poids du conscrit et un curseur mobile sur un montant fixé au plancher de la bascule, donnerait fidèlement sa taille. Il est vrai, paraît-il, que ces appareils ne sont point reconnus par l'administration des poids et mesures ; ils ne se trouvent en usage régulier que dans certains pays étrangers. Nous concluerons donc que la pesée est beaucoup plus simple que la mesuration, donne des résultats beaucoup plus stables, et n'offre pas d'inconvénients sérieux (Perte de temps, bascule).

Rapports entre le poids et le périmètre. — Employer la seule donnée du poids n'est pas, par le fait, exclure totalement les indications importantes données par le périmètre thoracique, car il résulte de nombreuses recherches qu'il existe un rapport assez étroit entre le poids et le périmètre.

En effet, d'après Allaire, si l'on compare le poids avec la circonférence de la poitrine, ou avec la taille, on voit que dans le premier cas il y a une progression plus uniforme, ce qui démontre que la taille est un moins grand modificateur du poids que l'ampleur de la cage thoracique. En moyenne, 1 centimètre de taille donne 380 grammes avec 0^{m} 90 de circonférence de poitrine, et 1 centimètre de cette circonférence donne 713 grammes avec 1^{m} 679 de taille. On est donc tenté de croire qu'un poids fort implique, dans la majorité des cas, l'idée d'une large poitrine.

Les recherches de Bernard, en 1868, nous conduisent à des conclusions analogues. L'auteur constate que *l'augmentation de poids s'élève parallèlement au développement de la poitrine*. En effet, divisons les conscrits en quatre catégories suivant l'ampleur de leur périmètre thoracique, voici ce que nous constatons :

Dans la *1re catégorie*, la plus faible, nous avons en moyenne, un poids égal à 58 kg. 733.

Dans la *2me catégorie*, nous obtenons 62 kg. 287.

Dans la *3me catégorie*, représentant déjà les hommes à périmètre fort, nous arrivons à 66 kg. 288.

Enfin, dans la *4e catégorie* où la circonférence de poitrine est très forte, on a 70 kg. 579.

Or, la taille n'a *aucune influence sur ces résultats*, puisqu'un périmètre de poitrine de 81 à 85 centimètres donne 1 m. 663 de taille, chiffre presque égal à 1 m. 635 de la 2e catégorie, qui présente une circonférence de poitrine d'environ 5 centimètres de plus.

Nous constatons encore, un peu plus loin, que dans tous les départements où le périmètre est *au-dessous* de la moyenne, le poids est également *plus faible.*

Bernard se forme donc une opinion assez semblable à celle d'Allaire : « On voit aussi que, comparant le poids avec la circonférence de la poitrine ou avec la taille, dans le premier cas la progression est beaucoup plus uniforme, ce qui mettrait hors de doute que la taille, comme nous l'avons déjà annoncé plus haut, est un moins grand modificateur du poids que l'ampleur de la cage thoracique. Ainsi, en moyenne, 1 centimètre de taille, d'après nos calculs, donne 394 grammes avec 87 c. 9 et 1 centimètre de cette circonférence donne 742 grammes avec 1 m. 647 de taille. »

En examinant le tableau fourni par Moutet en 1876 sur 30 hommes suspects, et publié par Vallin, on se rend vite compte qu'aux périmètres les plus faibles, correspondent aussi des poids très faibles. Ces mêmes constatations sont à faire en consultant les tableaux des médecins militaires Cros, Bresson, Bargy et Bucquoy.

Geschwind cite comme *un fait absolument excep-*

tionnel un conscrit qui, tout en ne présentant que 49 kilogrammes a une circonférence excellente ; il est probable que le sujet, avec cette cage thoracique très ample, est d'une maigreur étonnante. Malheureusement nous ne savons quels sont la force de constitution et l'aspect extérieur de cet homme.

Jacob est frappé de la coïncidence d'un poids aussi faible que 52 kilogrammes et d'un périmètre de 75 à 79 chez des hommes aussi élevés que 1 m. 69.

Disons cependant que Doubre, après ses minutieuses recherches, tout en constatant que les poids faibles se trouvent parfois, quoique rarement, avec des périmètres thoraciques forts, considère que le poids est un élément plus variable que le périmètre thoracique et constitue un indice moins certain, tant, toutefois, qu'il est supérieur à 60 kilogrammes.

Mackiewicz a constaté que le périmètre sous-pectoral augmente et diminue comme le poids, sauf de très rares exceptions, en sorte que la courbe du poids représente presque celle du périmètre sous-pectoral et lui est parallèle chez les recrues et les anciens soldats.

D'ailleurs, à ce sujet, le tableau donné par Mackiewicz en 1888 est très éloquent. Nous le résumons rapidement. « Fréquence des périmètres sous-pectoraux minima d'après les poids. » Nous consulterons le poids chez les recrues, les anciens soldats, les recrues ajournées et les anciens ajournés, partout nous donnerons la proportion pour 1000.

I. *Recrues :*				
Moins de 54 kg.	500	ont un périmètre	inférieur	à 0.90.
Entre 54 et 55 kg.	340	—	—	—
56 et au-dessus.	50	—	—	—
II. *Anciens soldats :*				
Moins de 54 kg.	380	—	—	0.80
54 à 55 kg.	190	—	—	—
56 et au-dessus.	50	—	—	—
III. *Recrues ajournées :*				
Moinsde54 kg.	810	—	—	—
54 à 55 kg.	450	—	—	—
56 et au-dessus.	220	—	—	—
IV. *Anciens ajournés* .				
Moinsde 54 kg.	500	—	—	—
56 et au dessus.	250	—	—	—

Nous constatons immédiatement que la proportion pour mille est inverse du poids, c'est-à-dire que plus le poids augmente, plus le nombre des périmètres inférieurs diminue et inversement. Le parallélisme du poids et du périmètre est assez net dans ce petit tableau.

Si, maintenant, nous faisons une rapide analyse des travaux entrepris par Marty sur l'état général des jeunes soldats du 4ᵉ et du 77ᵉ de ligne, envisagés au point de vue de leurs professions, et au nombre de 10.672 on retrouvera assez vite ce parallélisme signalé précédemment.

Faisons exception des professions sédentaires qui favorisent naturellement l'obésité, telles que les comptables, les employés de l'Etat, les instituteurs, les rentiers, sans profession, séminaristes, et nous constaterons encore que dans les différents corps de métiers, la courbe des poids varie dans le même sens que celle des périmètres.

I. *Poids faibles :* ferblantiers, taillandiers, chauffeurs, ciseleurs, cordonniers, dessinateurs, armuriers, etc., là aussi, nous trouvons le *périmètre le plus faible.*

II. *Poids moyens :* Bourreliers, carriers, charpentiers, charrons. cultivateurs, journaliers, etc., ont également un *périmètre moyen.*

III. *Poids forts :* Meuniers, terrassiers, cochers, bouchers, boulangers, charcutiers, bûcherons, charretiers, ont des *poitrines d'une largeur maxima.*

Après ces différentes constatations, il paraît logique de penser qu'il existe une relation étroite entre le périmètre et le poids, que leur marche est parallèle, et que la taille ne semble jouer envers leurs modifications qu'un rôle accessoire. On est donc tenté de conclure, que tout en supprimant de son système d'appréciation la donnée du périmètre thoracique dont nous avons déjà vu la difficulté de mensuration exacte, le major Tartière ne doit pas perdre les renseignements précieux que procure cette donnée, puisqu'il les retrouve en majeure partie dans ces simples pesées qui, tout en prenant moins de temps à être relevées, donnent des résultats plus rigoureusement exacts,

Le poids chez les malingres et les tuberculeux. — Au point de vue du recrutement, les tuberculeux se présentent à nous sous trois aspects différents :

I° *Les tuberculeux confirmés ;*

II° *Les tuberculisables :*

III° *Les contagionnés.*

Les premiers ne méritent pas de fixer longuement notre attention, leur élimination de l'armée étant chose facile. Si un tuberculeux confirmé, qui déjà attire l'attention par son aspect, son dire ou un certificat médical est pris bon, sa maladie a des chances d'être reconnue six mois plus tard, à la revue médicale qui a lieu lors de la mise en route des recrues. Mais quand bien même le malade arriverait jusqu'à son régiment, là certainement son affection serait reconnue à la visite d'incorporation où tous les hommes suspects sont auscultés et mis en observation s'il y a lieu (Granjux).

Passons à la troisième catégorie : « Près de la moitié des cas de tuberculose, dit Granjux, se développent chez des hommes ayant plus d'un an de service, sans antécédents héréditaires, d'apparence robuste, et qui sont des contagionnés. » Pour diagnostiquer ceux-ci ; pas de signes possibles. On comprend sans commentaire qu'aucune méthode, pas plus le périmètre thoracique que le poids ne soit capable de les désigner au moment des tournées de revision. La plupart d'entre eux se présentent à la visite d'incorporation sous l'aspect d'hommes vigoureux, d'une large poitrine aussi bien que d'un poids élevé, de telle sorte que l'on est fatalement et d'ailleurs logiquement porté à croire, qu'ils sont à l'abri de toute prédisposition, et que jamais ils ne seront victimes de la contagion.

Restent, et c'est là le point capital, les tuberculisables: « Nous avons, dit le médecin inspecteur Kelsch, la conviction que le soldat apporte le tubercule à la caserne aussi souvent qu'il l'y prend ». On peut donc dire avec Granjux que « des tuberculoses qui se montrent après l'incorporation, à peu près moitié sont constatés chez les prédisposés à antécédents héréditaires et à constitution douteuse ». Et ils sont nombreux, ces suspects, ces malingres. « Les sujets suspects forment près du dixième de l'ensemble des tuberculeux, alors qu'on en trouve seulement 3 sur 100 parmi les recrues jugées valides et saines. Donc, en éliminant les suspects, autrement dit tous les malingres, on diminuerait de 30 pour 1000 environ l'effectif total d'un contingent, mais on abaisserait sûrement la fréquence absolue de la tuberculose dans l'armée d'un dixième par le rejet des suspects tuberculeux ou tuberculisables, et probablement d'un second dixième par la diminution de fréquence de la contamination des sujets sains ! »

Or, nous l'avons dit déjà bien souvent, il semble que tous les suspects *ont un poids inférieur*, ce qui nous constituerait un assez bon critérium d'appréciation.

Dans une thèse soutenue il y a un mois à peine, le Dr Darmezin attire l'attention sur le poids des tuberculeux : « De tous les signes d'altération de l'état général qui révèlent la tuberculose, l'amaigrissement est peut-être le plus constant. Sa fréquence est telle qu'on peut dire qu'il est presque la règle. »

Parmi les conditions signalées par Darmezin, il en est d'intéressantes, particulièrement à notre point de vue :

1° Il peut arriver que l'amaigrissement existe chez le malade avant l'apparition de la tuberculose, et soit alors dû à une tout autre cause qui, elle, aura provoqué l'éclosion de la tuberculose ;

2° Tout en étant sous la dépendance du bacille, l'amaigrissement peut précéder l'apparition d'autres signes.

Dans ces deux cas on se rend compte de l'importance acquise par la pesée comme critérium prophylactique.

Donc, en général, les futurs tuberculeux ou les tuberculeux au début sont d'un poids inférieur et, nous le savons aujourd'hui, leur amaigrissement peut être dû à une foule de causes,

1° A des troubles digestifs antérieurs ou concomitants dus à une cause étrangère à la tuberculose ;

2° A des troubles digestifs se rattachant directement à la tuberculose ;

3° A des troubles de nutrition d'origine nerveuse :

a) Neurasthénie primitive,

b) Neurasthénie secondaire et symptômatique de la tuberculose.

4° A l'influence des toxines de la tuberculose sans troubles digestifs et sans neurasthénie.

Et, d'ailleurs, cette idée d'amaigrissement est tellement bien inhérente à celle de tuberculose qu'à l'heure actuelle le mot phtisie, prenant une signification considérablement restreinte, est devenu synonyme de tuberculose pulmonaire, et le phtisique est l'individu dont le parenchyme pulmonaire est envahi par des tubercules.

Or, que signifie ce mot phtisique? Phtisique, adjectif pris substantivement, dérive du mot grec φθισις, consomption.

Il est, dira-t-on, des tuberculeux non maigres, et

même il est une catégorie de tuberculeux groupés sous la même étiquette de *phtisiques gras.*

Cela est vrai, mais lorsque l'amaigrissement manque durant le cours de l'évolution de la tuberculose, c'est une exception,

Quant aux phtisiques gras, ils sont plus rares encore, et Grancher n'a pas hésité à les traiter de « véritables paradoxes ambulants ».

En effet, les trente suspects examinés par le docteur Cros ont un poids très faible ; de même pour ceux du Dr Bresson ; mêmes constatations dans les tableaux rédigés soit par Geschwind, soit par Jacob, Dumayne et tant d'autres. Mackiewicz, en portant son attention, en 1881, sur les recrues, les anciens soldats, les recrues ajournées et les anciens soldats ajournés fit, en somme, des constatations en partie dans le même sens. En effet, si nous admettons que les ajournés, sujets sur lesquels on hésite toujours à se prononcer, sont assimilables aux douteux ou suspects, nous trouvons : « Les ajournés pèsent moins que les autres militaires (recrues ou anciens soldats. » Chez les ajournés, le poids augmente avec la taille, mais présente de brusques oscillations dans toutes les tailles, avec prédominance des chiffres inférieurs. Mackiewicz conseille d'ailleurs de peser les conscrits, dans tous ces cas suspects : « Pour attirer l'attention du médecin expert, l'un des meilleurs moyens à employer serait de peser les conscrits en même temps qu'on les toiserait, pratique qui a lieu en Allemagne. En effet, sur 1000 individus pesant moins de 50 kilogrammes, en en trouve 469 dont le périmètre sous-pectoral est inférieur à 0,78. Chez les ajournés dans le premier cas on en trouve 810 sur 1000 ; dans le second, 263. »

Un poids faible semble donc dénoter un développement incomplet ou une faiblesse de constitution incompatible avec le service actif.

« Ce qu'il faut surtout retenir, dit Duponchel, c'est que plus le poids s'éloignera des moyennes admises comme correspondant à une bonne constitution, plus il conviendra d'être attentif et de vérifier l'état des organes. »

En 1894, Mackiewicz avait trouvé que : « d'après le petit nombre d'observations recueillies, l'insuffisance exagérée du périmètre thoracique ou du poids se rencontre à l'incorporation quatre fois plus fréquemment chez les militaires qui sont tuberculeux ou qui le deviennent sous les drapeaux que chez l'ensemble des recrues.

Une insuffisance notable du poids doit éveiller les soupçons du médecin au point de vue de la tuberculose ou de la prédisposition à cette affection.

Entre autres moyens prophylactiques, Granjux propose de « déterminer au moyen du périmètre thoracique et du poids avec la taille un minimum de robusticité, et d'ajourner tous les conscrits qui ne rempliraient pas ces conditions ».

Korting, dans un article du *Deutsche militarisch Zeitschrift.* (Elimination des tuberculeux de l'armée) insiste sur l'importance des pesées et recommande de prendre le poids non pas une seule fois, mais très fréquemment.

Récemment, 1891, Mackiewicz fait jouer un rôle

important au poids dans la fixation d'un minimum de robusticité pour la diminution de fréquence de la tuberculose chez les soldats, puisqu'il le désigne comme une des quatre données essentielles (les trois autres étant le périmètre thoracique, le tour d'épaules et le tour du bassin) nécessaires pour qualifier la constitution de robuste, moyenne, faible, ou mauvaise.

D'après le même auteur, le poids est une des deux conditions importantes qui fait désigner un conscrit comme douteux : « Un sujet est suspect si, présentant un aspect général de constitution faible ou mauvaise, il ne satisfait aux conditions suivantes de poids et de développement thoracique : 52 kilogrammes au-dessous de $1^{m},63$, ou autant de kilogrammes que les décimales de la taille diminuée de 10 pour les tailles supérieures ; $0^{m},78$ pour les tailles de $1^{m},54$ à $1^{m},59$; la demi-taille pour les tailles supérieures.

Eh bien, si nous admettons qu'il y a un rapport assez étroit entre la mauvaise constitution et les faibles poids, devons-nous prendre un poids moyen comme type, ou fixer un poids minimum qu'on ne saurait dépasser sans craindre d'admettre des chétifs, ou bien encore établir une échelle dont les chiffres varieront avec les individus ?

Rapports existant entre le poids et la taille, Poids moyens. Poids minima. — La notion du poids a été utilisée dans certaines armées étrangères, et si elle n'a pas pénétré dans les habitudes du recrutement français, il faut bien avouer que la faute en est un peu aux hésitations des médecins militaires qui ne sont d'accord ni sur la valeur de cette donnée, ni sur les chiffres à adopter.

Tout d'abord, on s'est évertué à trouver *le chiffre moyen du poids*. On a voulu créer ainsi un type abstrait, idéal, n'existant que dans la mémoire ou l'imagination.

Tenon le premier, d'après ses recherches sur 60 hommes, donne comme moyenne. . .		60 k. 071
Robert.	donne	54 k. 325
Bernard	—	63 k. 057
Lernbecker	—	65 k. 000
Meyer.	—	58 k. 070
Frilley.	—	60 k. 757
Allaire.	—	64 k. 500
Parkes.	—	60 k. 000
Marty	—	59 k. 074
Ravenez	—	55 k. 000

Mais hâtons-nous de dire que ces moyennes, au point de vue qui nous intéresse, n'ont aucune valeur pratique. Au médecin qui opère au Conseil de revision, il sert peu de savoir que le poids moyen du Français est de 64 kilogrammes ; c'est là une notion curieuse, assurément, qui peut le guider dans une certaine mesure, mais dans une mesure éloignée. Mackiewicz s'est élevé contre cette manière de faire. « Ce qui a été mauvais jusqu'à ce jour, c'est la base d'appréciation prise pour juger le degré de robusticité, à savoir la *moyenne* du périmètre thoracique, la moyenne du poids... par rapport à la taille... Même calculées d'après les mesures prises uniquement sur des conscrits, ces *moyennes*, quoique moins fortes de quelques centimètres ou de quelques centaines de grammes, n'auraient pas plus de valeur pratique, car toute moyenne de mesure est, par nature, théoriquement et forcément trop élevée pour nombre de sujets qui ne sont pas cependant des malingres ».En résumé, sans valeur pour le choix des recrues, les mesures moyennes, quelles qu'elles soient, ne peuvent servir davantage à fixer le minimum de robusticité ; « elles doivent être réservées pour les études de cabinet ».

Devons-nous donc plutôt adopter *les chiffres minima?* « En matière de revision, répond Vallin, il n'y a que les chiffres minima qui aient une valeur pratique. » Il faut que l'expert puisse dire : « Si cet homme qui se dirige de la toise vers vous n'a pas telle taille, tel poids, telle circonférence pectorale, vous le déclarerez impropre au service ». C'est le chiffre minimum qui lui importe on ne lui parle jamais du moyen.

Les Drs Moutet, Cros, Bargy et Bucquoy, Geschwind, Jacob semblent tous d'accord pour désigner comme limite de l'aptitude physique au service militaire le poids de 50 kilogrammes. C'est aussi le chiffre adopté par Vallin en 1876. « Nous croyons que l'on peut, avec grand profit, poser cette règle générale : L'aptitude militaire est incompatiblee avec un poids inférieur à 50 kilogrammes. »

Pour Doubre, au-dessous de 60 kilogrammes, le poids est un indice presque certain d'inaptitude. « Un poids de 60 kilogrammes même associé à un périmètre positif, sera une cause de rejet. »

Lehrnbecker donne comme poids minimum de

l'homme apte au service militaire 53 à 55 kilogrammes.

Fetzer pose en principe que 60 kilogrammes indiquent la limite inférieure de l'aptitude physique.

D'après Ravenez, ne pas arriver à 50 kilogrammes au moment du Conseil de revision est un signe d'atrophie générale, d'arrêt de développement et de déchéance physique, malgré tout allongement des membres et du tronc.

Le Dr Hammond, médecin-chef de l'armée fédérale, indique d'autres limites au chapitre Recrutement de son *Manuel d'hygiène militaire.* Il se base sur une expérience acquise pendant les trois années de la sanglante guerre américaine. Il prend comme condition *sine qua non* de l'acceptation d'une recrue un poids correspondant à une taille donnée. « Un homme de vingt ans, dit-il, de la taille de 1m65 ne doit pas peser moins de 57 kilogrammes. »

Parkes propose le minimum de 56 kilogrammes.

En Amérique, d'après les instructions officielles, (Circular n° 8, Washington, 1875), le soldat d'infanterie doit peser pour le moins 46 kilogrammes.

Aitken, plus difficile, demande 58 kilogrammes.

Enfin, Mackiewicz, entre autres signes de la faiblesse de constitution ou du développement incomplet du corps, signale tous les poids au-dessous de 52 kilogrammes.

Nous arrèterons-nous à l'une de ces données minima comme critérium définitif? Oui, nous choisirons un minimum, mais à une condition, c'est que ce minimum ne soit pas fixe, immuable, qu'il nous laisse un certain degré de latitude, qu'il varie suivant les différents individus; autrement dit, ce que nous voulons, c'est construire une échelle comparative de poids minima correspondant à des tailles données et variant dans le même sens que ces tailles, soit qu'elles augmentent, ou soit qu'elles diminuent.

Depuis longtemps déjà, on a travaillé à construire cette échelle, et encore aujourd'hui, il faut bien convenir que l'accord est loin d'être parfait.

Quetelet, en réunissant les individus d'après les tailles et en prenant la moyenne des poids pour chaque groupe dans la limite progressive de dix en dix ans, arrive aux résultats suivants :

m		kg
1,50	doit correspondre à	46,29
1,60	—	57,15
1,70	—	63,28
1,80	—	70,71
1,90	—	75,56

En 1871, Seeland et Stolaroff trouvaient des résultats analogues :

		m		kg		kg
Poids d'un soldat	de la taille	1,600	varie entre	56,840	et	58,860
—	—	1,645	—	60,900	et	45,960
—	—	1,639	—	64,960	et	69,000
—	—	1,734	est d'environ	71,000		
—	—	1,778	—	75,100		
—	—	1,823	varie entre	79,100	et	81,800

Pour Allaire :

	m		m		kg
Au-dessous de	1,610	à	1,659,	on doit avoir	59,636
—	1,60	à	1,709	—	64,790
—	1,710	à	1,750	—	67,591

Robert trouve que 1 centimètre de hauteur est représenté en moyenne par 3 kg. 700.

Bernard donne des chiffres semblables à ceux d'Allaire :

De 1,610 à 1,659,	on doit trouver	61,558
De 1,660 à 1,709	—	65,757
De 1,710 à 1,750	—	67,351

Il ajoute : tandis que 1 mètre de hauteur donne 38 kg. 960 dans la plus faible taille, il donne 39 kg. 950 dans la plus forte.

Voyons ce que pense Vallin, un peu plus tard :

I. Tout homme, d'une taille égale ou supérieure à 1 m. 80, qui ne pèse pas au moins 70 kilogrammes est suspect ; il est presque toujours impropre au service quand il ne pèse pas au moins 65 kilogrammes.

II. Tout homme d'une taille égale à 1 m. 70 et au-dessus qui ne pèse pas 60 kilogrammes est suspect ; s'il pèse moins de 56 kilogrammes, il est presque certainement impropre au service.

III. Pour les tailles intermédiaires, de 1 m. 54 à 1 m. 70, il va de soi que le poids doit s'éloigner de plus en plus de 50 kilogrammes, à mesure que la taille s'élève.

Pour Marty, à 1 m. 54, le poids doit égaler 54 kilogrammes.

De 1,54 à 1,60	accroissement de	0,600	pour 1 centim.	de taille
De 1,60 à 1,70	—	0,500	—	—
De 1,70 à 1,75	—	0,400	—	—
De 1,75 et plus	—	0,300	—	—

En 1880, comme nous l'avons déjà vu, une circulaire du service de santé belge, en date du 25 mars, exige, entre autres conditions : « le rapport entre la taille et le poids ne doit pas être inférieur de plus de 7 kilogrammes au chiffre des décimales de la taille, chez les hommes au-dessous de 1 m. 65, et de plus de 8 chez les autres ». Mais nous savons que, lors de la levée de la milice en 1880, une moitié seulement réunit les conditions ; il en a été de même pour les appels de 1881 et de 1882, et l'autorité militaire a été obligée, pour parfaire aux besoins de l'infanterie et du génie, de recruter environ 20 à 25 pour 100 des milices ne répondant pas aux conditions réglementaires.

Lernbecker pense que le poids doit augmenter avec la taille dans la proportion de 0 m. 750 par centimètre de taille.

Morache estime que :

Vers	1,55 m	le poids doit dépasser	55 kg
—	1,60	—	varier de 58 à 60
—	1,65	—	— 61 à 62
—	1,70	—	— 63 à 64

Ravenez propose les règles suivantes :

A. L'aptitude militaire est incompatible avec un poids inférieur à 50 kilogrammes de minimum de taille de 1 m. 54.

B. Pour les tailles supérieures à 1 m. 54, il faudra ajouter à 50 kilogrammes autant de fois 500 grammes qu'il y a de centimètres en plus de 1 m. 54. Ainsi, un conscrit de :

m 1,60	devra présenter	un poids	minimum de	53 kg.
1,70	—	—	—	58
1,80	—	—	—	63

En Amérique, Hammond est d'avis qu'un homme de 1 m. 65 doit peser au moins 56 kilogrammes et que chaque centimètre d'augmentation de sa taille doit correspondre à 900 grammes d'augmentation de son poids.

Hidelsheim a étudié la question dans l'armée prussienne, et Neudœrfer dans l'armée autrichienne.

Jansen estime que, chez les individus bien constitués, le poids croît avec la taille dans une proportion constante ; de plus, tout homme qui ne pèse pas au moins 322 grammes par centimètre de taille, soit 50 kilogrammes pour un individu de 1 m. 55 n'est pas suffisamment constitué pour le service militaire.

Duponchel déclare inapte l'homme de :

m m 1,54 à 1,60	pesant moins de	kg 50
1,60 à 1,64	—	55
1,65 à 1,70	—	57,500
1,70 à 1,80	—	59
1,80 et plus	—	61

Pour le même auteur, il y a présomption d'aptitude lorsque le poids est supérieur à

55 kilogrammes,	la taille	variant de	m m 1,54 à 1,60
60	—	—	1,60 à 1,65
65	—	—	1,65 à 1,70
67	—	—	1,70 à 1,75
70	—	—	1,80 et au-dessus.

Que conclure après l'exposé de tous ces résultats divergeant soit en plus, soit en moins ? encore qu'on ne saurait déterminer d'une façon absolue, catégorique, mathématique, la limite minima. Tous ces chiffres obtenus par calcul sont en quelque sorte trop théoriques, trop précis pour répondre à la totalité des cas. Il faut laisser plus de liberté, plus de latitude à l'expert pour la détermination des conditions d'aptitude, laquelle sera établie définitivement par l'examen complet de l'ensemble du sujet. Dans l'obtention de toutes ces moyennes, il faut tenir compte de nombreuses causes d'erreur. Toutes les recherches n'ont pas été faites sur des sujets de même race, et il faut avouer que « la race influe singulièrement sur le poids, car l'élément le plus pesant du corps humain est sans contredit le squelette dont le développement est sensiblement différent suivant les familles ethnologiques ».

Le plus grand nombre des observations faites en France ont été relevées sur des soldats déjà incorporés, c'est-à-dire ayant acquis, avec un âge un peu plus avancé, une augmentation sensible de poids.

En outre, toutes ces limites, trop scientifiques, pourraient être excessives pour les jeunes gens de notre race, et ne sauraient être appliquées que pour le recrutement d'une armée réduite, et non d'une grande armée incorporant tout le contingent.

Enfin toutes ces recherches ont été le plus souvent dirigées sur des corps trop spécialisés pour pouvoir être généralisées à l'ensemble des conscrits.

Principes proposés par M. Tartière. — Cherchant à pallier ces différentes critiques, M. Tartière, après avoir porté toute son attention sur un grand nombre de jeunes gens de vingt à vingt et un ans et examiné scrupuleusement leur aptitude militaire physique, a cru pouvoir déduire de ce long examen, les données suivantes :

1° Proposer pour l'ajournement tout homme, quelle que soit sa taille, pesant moins de 48 kilogrammes;

2° La différence entre les décimales de la taille et le poids ne doit pas être supérieure de 12 à 15 au maximum pour les tailles moyennes et supérieures, tandis que dans les tailles inférieures, la différence ne doit pas dépasser 7 kilogrammes;

3° Plus le chiffre du poids se rapproche de celui des décimales de la taille, plus robuste est le sujet, le résultat est encore plus favorable si le chiffre du poids dépasse celui des décimales.

Prenons un exemple : un homme de vingt ans a une taille de 1^{m}70, il doit peser 70 kilogrammes pour être de condition physique parfaite, tandis que si cet homme de 1^{m}70 ne pèse que 55 kilogrammes, soit une différence de 15 kilogrammes, on constate aisément que cet homme est faible, et partant plus susceptible que le premier de devenir la proie des maladies.

4° Ce mode d'appréciation n'est pas rigoureusement absolu, mais il offre des garanties très sérieuses dont il y a lieu de tenir compte dans l'examen des sujets douteux à la limite.

Malheureusement ces principes ont été posés depuis trop peu de temps pour avoir pu trouver déjà une démonstration absolument évidente. Disons cependant que M. Tartière s'est très bien trouvé de les avoir observés pendant sa tournée de revision dans la Drôme.

Les statistiques publiées avant 1900 et faisant mention du poids, de la taille et de l'appréciation de la constitution des conscrits sont très rares, sans quoi peut-être aurions-nous pu y trouver matière à démonstration.

C'est ainsi que dans le tableau publié par Vallin en 1876, nous trouvons que les appréciations données par l'auteur, concordent (étant donné le poids et la taille) généralement avec les résultats que nous aurait donnés la loi proposée par M. Tartière.

Cherchons les poids inférieurs à 48 kilogrammes. Nous en trouvons trois, avec les annotations suivantes :

46 kg. 700. — Ajourné au Conseil de revision.

46 kilogs. — Ne peut être ajourné en raison de son âge. Serait à proposer pour l'exemption qui ne serait peut-être pas prononcée.

46 kg. 500. — A ajourner au point de vue de l'engagement volontaire.

Si l'on veut se reporter à notre première donnée, on constate qu'il y a concordance parfaite.

Si maintenant nous passons en revue les quelques suspects dont le poids et la taille ont été notés, nous voyons que presque tous auraient été exclus par l'application de notre deuxième donnée.

Examinons maintenant dans l'article publié par Doubre en 1882, les tableaux XII et XIII, et relevons les quelques annotations qui peuvent nous intéresser.

1m69, 56 kilogrammes. — Médiocre. Homme très faible, souvent malade. Incapable de faire campagne.

Appliquons les données de M. Tartière, et nous constatons une valeur numérique faible. 69-56 = 13.

1m70, 55 kilogrammes. — Médiocre. Réformé pour tuberculose pulmonaire. Valeur numérique = 15. Aurait été réformé au Conseil.

1m70, 54 kilogrammes. — Médiocre. Très faible, bronchite suspecte, Valeur numérique = 16. Aurait été réformé.

1m68, 56 kilogrammes. — Médiocre. Aurait dû être ajourné. Valeur numérique = 12. Très faible.

1m69, 55 kilogrammes. — Médiocre. Homme très faible, souvent malade. Valeur numérique = 14. Très faible.

1m69, 56 kilogrammes. Homme trop faible. Aurait dû être ajourné. Valeur numérique = 13. Très faible.

1m70, 55 kilogrammes. Réformé pour tuberculose pulmonaire après incorporation. Valeur numérique = 15. Aurait été réformé.

1m70, 54 kilogrammes. Trop faible, menacé de tuberculose. Valeur numérique = 16. Aurait été réformé.

1m72, 58 kilogrammes. Presque toujours malade depuis son arrivée. Valeur numérique = 14. Très faible.

1m75, 50 kilogrammes. Beaucoup trop faible, incapable de supporter les fatigues. Valeur numérique = 15. Aurait été réformé.

Les quelques renseignements que nous avons pu nous procurer semblent donc apporter un léger appui, si faible soit-il, aux résultats exposés plus haut.

D'autre part, cette méthode offre un intérêt plus grand que les précédentes, parce qu'elle n'est pas le résultat de raisonnements ou de recherches plus ou moins théoriques, mais bien d'une longue observation ajoutons enfin que c'est la première employée en

France, dans les tournées de recrutement du Rhône et de la Drôme en 1901.

Si, maintenant, nous voulons la comparer à celle de M. Pignet, nous sommes tentés de la juger beaucoup plus simple, partant plus pratique, parce que :

1° Elle supprime une mensuration toujours délicate et peu comparable, le périmètre thoracique ;

2° Elle ne comporte qu'une seule opération mathématique, au lieu de deux nécessaires dans la méthode de M. Pignet ;

3° Il n'est pas nécessaire d'avoir recours à un appareil qui, tout en étant très ingénieux et en simplifiant beaucoup la besogne, n'en constitue pas moins un point défectueux de la méthode ;

4° Elle est plus rapide et, comme nous l'allons voir bientôt, d'une mise en pratique extraordinairement simple, grâce à un petit artifice proposé par son auteur.

M. Tartière estime, d'après ses recherches personnelles, que les résultats obtenus par les deux méthodes sont concordants et se confirment les uns les autres, si l'on prend comme point de départ des chiffres moyens correspondants des deux méthodes, par exemple le chiffre 10 de M. Pignet désignant pour nous un soldat dont le chiffre du poids égalera celui des décimales de la taille, les chiffres 11 à 15, un individu dont le poids sera inférieur de 2 à 3 unités au chiffre de la taille, etc.

En résumé, nous pouvons conclure que les deux méthodes ont une valeur égale au point de vue de l'appréciation de l'aptitude physique militaire, mais, en ce qui concerne leur mise en application, celle de M. Tartière semble préférable à cause de sa plus grande simplité.

CHAPITRE IV

APPLICATION DES PRINCIPES DE M. TARTIÈRE

Nota. — Tous les renseignements qui vont suivre sont dus à l'obligeance de M. le major Tartière, qui a bien voulu nous communiquer, avec toute liberté d'y puiser suivant nos besoins, tous les renseignements qui nous sont nécessaires, un rapport envoyé au ministère en 1901, à la suite de la tournée de revision dans la Drôme : « De l'aptitude des conscrits au service militaire déterminée par la relation de la taille et du poids des hommes. Méthode mise en pratique au Conseil de revision du département de la Drôme. »

... « La pesée est simple et facile ; il est sans difficulté de trouver une bascule dans n'importe quel chef-lieu de canton. Après les premières séances du Conseil de revision de la Drôme, ce mode d'appréciation avait été si bien goûté par les membres du Conseil que, dans chaque salle de mairie, je trouvai à notre arrivée une bascule placée près de la toise. Les membres du Conseil de revision, les autorités départementales (maires, conseillers généraux), s'étaient déjà rendu compte de l'importante donnée résultant de la relation du poids et de la taille.

« Il est bon de dire que j'expliquai au début de chaque séance le rapport existant pour chaque conscrit entre le chiffre du poids et celui des décimales de la taille et que, pour permettre à chacun d'être éclairé sur ce rapport, « *j'avais pris l'habitude d'inscrire sur le haut du thorax de chaque conscrit le numéro du tirage, la taille, le poids*. Cette annotation était faite au moyen d'un crayon d'aniline trempé dans un verre d'eau. L'opération terminée, l'inscription s'enlève facilement au lavage. Trois crayons étaient remis à chacun des gendarmes préposés aux diverses opérations de la visite. *A l'appel, on marquait le numéro du tirage au sort, à la toise on inscrivait la taille, enfin le gendarme chargé de la bascule, notait le poids. Ces trois annotations peuvent être portées sur une même ligne sous les clavicules.*

« Quand le conscrit se présentait, il était facile pour le médecin, comme pour les autres membres du Conseil, de faire le calcul de sa valeur physique, en retranchant le chiffre du poids de celui des décimales de la taille.

« L'avantage de ces inscriptions résultait surtout dans ce fait qu'on *éliminait l'erreur provenant de la proclamation à haute voix des mensurations*. Le Préfet voyait le numéro du conscrit, d'ou résultait pour lui la facilité de la constatation de l'identité ; quant au commandant de recrutement, comme il pouvait lire le numéro, la taille, il n'avait nul besoin de réclamer ces indications qui lui sont indispensables.

« *On opérait ainsi sans bruit, sans confusion.*

Cette inscription sur la peau, qui semble une espèce

de marquage, n'a jamais soulevé la moindre protestation, soit des conscrits, soit des personnes assistant ou siégeant au Conseil de revision.

« Ce procédé a été mis en pratique par nous, dans le département du Rhône, et cette année 1901, dans celui de la Drôme, partout en présence des députés, des sénateurs, des conseillers généraux ou d'arrondissements, des maires; loin de soulever des objections, tous les assistants ont été unanimes pour en apprécier et en proclamer les avantages.

« Je ne cacherai pas qu'au début, j'avais quelques appréhensions pour la mise en œuvre de ce mode d'opérer, ne sachant point quel accueil lui serait réservé. Mes appréhensions furent vite dissipées, et j'eus la satisfaction d'entendre les membres du Conseil de revision m'encourager à continuer.

« En effet, un jour je voulus commencer la visite des conscrits, suivant les procédés habituellement en vigueur, c'est-à-dire sans la bascule et sans les annotations au crayon. Après l'examen de quelques conscrits, je fus sollicité de reprendre ma méthode, les divers membres du Conseil m'assurant que la pesée offrait un bon élément d'appréciation première et que le marquage au crayon facilitait les opérations de la révision et empêchait toute erreur, toute confusion; ils m'affirmèrent, en outre, qu'ils adopteraient dorénavant ce procédé en raison de sa simplicité et de sa commodité.

« On a exprimé la crainte que ces annotations cutanées ne suscitassent des protestations de la part des intéressés, et l'on a même suggéré l'idée de remplacer ce marquage par la remise au conscrit d'une fiche, sur laquelle on inscrirait le numéro du tirage, la taille et le poids. Ce procédé, a, je le reconnais, l'avantage d'être plus correct, mais il est aussi beaucoup plus compliqué.

« Je dois redire à nouveau que jamais il ne m'a été donné d'entendre la moindre protestation de la part des conscrits, ni même la moindre observation au sujet de cette inscription sur la peau, tant l'opération paraissait naturelle, et tant il était aisé de l'effacer. Et, cependant, elle a été pratiquée dans le département du Rhône et dans les cantons de Lyon, c'est-à-dire au milieu d'une population jalouse de ses prérogatives. On pourrait aussi simplifier la mensuration de la taille au moyen d'une toise-bascule.

« Mais, en France il sera facile de trouver dans chaque chef-lieu de canton, une bascule qui sera mise avec empressement, à la disposition du Conseil de revision, par un commerçant ou un particulier; j'ai pu m'en rendre compte dans les diverses tournées de revision ou j'avais déjà commencé à pratiquer la pesée des hommes.

« Non seulement l'introduction de cette méthode a été fort bien accueillie et appréciée par tous ceux qui ont assisté au Conseil de revision de la Drôme, mais, s'il m'est permis de le dire, j'ajouterai que l'opinion publique semble lui avoir fait aussi un accueil favorable, comme on peut en juger par les nombreuses relations de la presse française, auxquelles je suis entièrement étranger, je me hâte de le dire. Cette méthode a été signalée par les grands journaux politiques et, à leur suite, par les journaux de toutes nuances de nos divers départements. Or, malgré cette vulgarisation toute spontanée, aucune critique de notre méthode n'a été soulevée. Cet accord unanime nous permet de penser que l'opinion publique semble préparée à l'adoption et à la généralisation du procédé que nous avons soumis à l'épreuve, à deux reprises différentes. »

CONCLUSIONS

I. Il serait très utile d'introduire une bascule dans la salle où siège le Conseil de revision ; la perte de temps serait inappréciable, car dans les cas difficiles et douteux on en perd beaucoup plus à disserter qu'il n'en faudrait pour lire un chiffre à la fois sur la romaine et sur le ruban métrique. C'est d'ailleurs l'avis de M. Vallin et de beaucoup d'autres hygiénistes militaires ; les principales nations de l'Europe ont introduit successivement la bascule à côté de la toise.

II. La meilleure application du poids au point de vue militaire semble se rencontrer dans le système adopté par M. Tartière. Il est d'une simplicité remarquable, abrège la durée de la visite d'aptitude, fait régner le silence dans la salle du Conseil et donne des garanties aussi sérieuses, sinon plus, que toutes les méthodes préconisées jusqu'à ce jour. La vulgarisation de ce procédé est donc désirable. Il a toujours été accueilli très favorablement par l'opinion publique.

BIBLIOGRAPHIE

DES PRINCIPAUX AUTEURS CONSULTÉS

AÏTKEN, On the growth of recruit and young soldier, London, 1862.

ALLAIRE, Etude sur la taille et le poids de l'homme (Rec. des Mém. de Méd. militaire, t. X, 1863).

AMMON, Poids et mensurations périodiques des soldats (Deutsche militäraz. Zeitschrift, 1893).

ARNOLD, Ueber die Athmungsgrosse des Menschen, Heidelberg, 1855.

ARNOULD, Considérations sur le degré d'aptitude physique du recrutement de l'Ecole spéciale militaire pour l'année 1874-1875.

— Etude sur le degré d'aptitude physique du recrutement de l'Ecole spéciale militaire, pour l'année 1875-1876 (Rec. des Mém de Méd. m., t. XXXII, 1876).

ARTIGUES, L'armée, son hygiène et son recrutement, 1867.

ATTESTEN, Dienstanweisung zur Beurtheilung des Militair. Dienstfaehigkeit und Anstellung.

BAXTER, Statistiques médicales et anthropologiques établies d'après les rapports de l'examen pour le service militaire dans la guerre de Sécession en Amérique, 1862.

BERNARD, Etudes sur la taille et le poids du soldat français (Rec. des Mém. de Méd. m., t. XX, 1868).

BOUCHEREAU, Sur la taille, le périmètre thoracique, le poids des jeunes soldats (Rec. des Mém. de Méd. m., t. XV, 1890).

BOUDIN, Etudes sur le recrutement de l'armée (Annales d'hygiène publique et de médecine légale, série 1, t. XLI, année 1849).

Boudin, Etude sur l'état sanitaire et la mortalité de l'armée (Annales d'hygiène publique et de médecine légale, série 1, t. XLII, année 1842).

Broca, Mém. d'anthropologie, Paris, 1871.

Cazal (du) et Catrin, Médecine légale militaire.

Circular n° 2, Washington, 1875.

Circulaire française du 13 mars 1876.

Circulaire française du 3 mars 1880.

Capdevielle, Quelques considérations sur la taille et la mensuration de la poitrine (th. de Paris, 1875).

Cosset, Considérations sur le poids des tuberculeux en voie de guérison (thèse de Paris, 1901).

Darmezin, Des variations de poids dans la tuberculose pulmonaire chronique (thèse de Lyon, 1901).

Dimitrescoy, Considérations sur l'âge qui convient le mieux au service militaire (Congrès d'hygiène de Londres, 1891).

Doubre, Etude d'anthropométrie médicale au point de vue du recrutement des cuirassiers et de leur aptitude au service, 3e série, t. XXXVIII, 1882 (Rec. Mém. Méd. mil.).

Duponchel, Contribution à l'étude du diagnostic de la faiblesse de constitution au point de vue du recrutement militaire. Deux nouveaux signes confirmatifs, t. X, 1887.

— Traité de médecine légale militaire, 1890.

Frilley, Rapport d'ensemble sur les modifications survenues, après sept mois d'incorporation, dans la taille, le poids et le périmètre thoracique des jeunes soldats de la classe de 1885, incorporés dans le 16e corps d'armée, t. XI (Rec. des Mém. de Méd., 1888).

— Rapport d'ensemble extrait des carnets médicaux d'incorporation sur les variations survenues pendant la période d'instruction dans la taille, le poids, le périmètre thoracique et la constitution des jeunes soldats de la classe 1884, incorporés dans le 16e corps d'armée (Rec. des Mém. de Méd. m., 1887).

Frölich, Das zweck maestigste Brustmessuug Verefahren (Virchow, Archiv. 1870).

— Des conditions physiques d'aptitude militaire, Der militärazt, 1883.

Gintrac, Recherches sur les dimensions de la poitrine dans leurs rapports avec la tuberculose pulmonaire (Bulletin de de l'Acad. de Méd., t. XXVII).

GRANCHER, Sur la prophylaxie de la tuberculose (Bulletin médicale, n° 36, 1898).

GRANJUX, De la tuberculose dans l'armée (Revue de la tuberculose, 1896).

— — Fréquence de la tuberculose dans l'armée (Revue de la tuberculose, 1er février 1901).

HAMMOND (A.), Treatise on hygiene with special references to the military service. Philadelphie, 1863.

HECHT, De la spirométrie (thèse de Strasbourg, 1869).

HIRTZ, Thèse de Strasbourg, 1855.

HUTCHINSON, Cyclopedia of Anatomy and Physiology article Thorax.

Instruction sur les maladies, infirmités ou vices de conformation qui rendent impropres au service militaire, 27 février 1877. Imprimerie nationale.

Instruction du Conseil de santé des armées du 8 mai 1840.

—	—	—	14 novembre 1849.
—	—	—	2 avril 1862.
—	—	—	3 avril 1873.
—	—	—	28 avril 1873.
—	—	—	13 mars 1894.

JANSEN, Etude d'anthropométrie médicale au point de vue de l'aptitude au service militaire (Mém. Acad. Méd. de Belgique — Tome VII, 1882).

KIRCHNER, Lehrbuch der Militär. Hygien. Erlangen 1891 (Nouvelle édition, Brunswich).

KORTING, Elimination des tuberculeux de l'armée (Deutsche militarische Zeitschrift, 1893).

KRATZ, Preussige Kriegs Ministerium. Recrutirung und Invalidiesirung, militaraertzliche Med., 1872.

LAGNEAU, Remarques anthropol. médic. et démog. sur la validité du soldat et sur la durée du service (Acad. de Méd., 5 janvier 1886).

LAVERAN, L'hygiène militaire et les conditions d'aptitude au service militaire. (Rec. des Mém. de Méd. m., t. XLIX; — Revue scientifique, 25 juin 1892 ; — Traité d'hygiène militaire, 1896.)

LEBEDEFF, Modification de la taille, du poids, de la circonférence thoracique, etc..., pendant la première année de service militaire. (Wratsch. 1894 — Anal. in Revue d'hygiène, 1894.)

LEHRNBECHER, Indications fournies pour juger l'aptitude physique militaire par la circonférence scapulaire et par celle du bassin (Deutsche militärarztlich Zeitschrift, 1886.)

LEITH (Adam), On the physical requirements of the soldiers (British and foreign Medico-Ch.-Review, 1875)

LELUT, Traité d'hygiène, Paris, 1879.

LEMOINE, Les phtisiques gras. — Semaine médicale, 1900.

LÉVY (Michel), Traité d'hygiène pratique et privée, 5e édition 1869.

MACKIEWICZ, Essai sur la valeur des indications fournies par le poids, le périmètre thoracique sous-pectoral et bi-axiliaire, le périmètre des épaules et le périmètre du bassin, pour juger de l'aptitude au service militaire (Rec. des Mém. de Méd. m. 1888, t. XII).

— De l'ancienneté de service des tuberculeux observés dans l'armée, du périmètre thoracique, du poids et de la constitution qu'ils présentent au moment de leur incorporation. (Rec. des Mém. de Méd. milit. 1894, t. XXIV.)

— De l'emploi des mensurations du corps pour la fixation d'un minimum de robusticité et la diminution de fréquence de la tuberculose dans l'armée (Bulletin médical, 1er mai 1890, Anal. par Granjux in Revue de la tuberculose, 1898).

MARSHALL (H), Military Miscellany, London, 1866.

MARTIN, Les phtisiques gras (Semaine médicale, 1900).

MARTY, Le développement physique chez le jeune soldat (Annales d'hygiène publique et de méd. lég. 1897, t. XXXVII).

— Professions et développement physique (même volume).

MARVAUD, Les maladies du soldat, 1894.

MEYER, Remarques statistiques sur la taille et le poids des conscrits en Bavière, examinés surtout au point de vue des professions (Aeztl. Intell. Bl. von Bayern, Constat. Jahresb. 1863, t. VII).

MIHAIE CABRUESCU, Scurte notioni de igiene militara. Bucur. esti 1849.

MORACHE, Etude sur l'aptitude physique militaire de la population française, 1873.

— Traité d'hygiène militaire. Deuxième édition, 1886.

PARKES, Manuel of pratical hygiene, quatrième édition.

PIGNET, Valeur numérique de l'homme (Archives médicales. d'Angers, 1900, n° 8, 9, 10. Bulletin médical, 27 avril 1898).

QUETELET, Recherches sur l'homme et le développement de ses facultés. Recherches sur le poids de l'homme aux différents âges.

RAVENEZ, La vie du soldat au point de vue de l'hygiène, 1889.

RIGAL, Etudes sur le recrutement des hommes du 12e bataillon de chasseurs, de leur degré d'aptitude aux exercices militaires et plus particulièrement aux marches en pays de montagne (Rec. des Mém. de Méd. milit., 1881).

ROTHE und LEX, Handbuch der Militaer Gesundheitspflege, 1897.

ROBERT, Notice sur la taille et le poids du fantassin français (Rec. des Mém. de Méd. milit., 1863, t. X).

SEELAND, Mémoire sur la mesure de la poitrine et le poids des recrues (Revue militaire russe, 1871, traduction par Saniewski in Bulletin de la réunion des officiers, 1873).

SISTACH, Etudes statistiques sur les infirmités et le défaut de taille (Rec. des Mém. milit. 1861, troisième série, t. VI).

STOLAROFF, De l'aptitude des recrues au service militaire déterminée par la mesure de la poitrine et le poids des hommes (traduit par Saniewski in Bulletin des officiers, 1873).

TITECA, Levées des milices en 1881-1882. Nouvelles recherches relatives à la taille, au périmètre thoracique et au poids du corps (Archives médicales belges, 1883, n° 2).

TOLDT. Studien uber die Anatomie des menstchlichen Brussgegend, Stuttgard, 1875.

VALLIN, Réorganisation et recrutement de l'armée en France (Gazette hebdomadaire de médecine et de chirurgie, 1871).

— De la mensuration du thorax et du poids du corps des

Français de vingt et un ans (Rec. des Mém. de Méd. milit. t. XXXII, 1876).

VALLIN, Du périmètre thoracique et du poids dans l'armée française, t. XXXII, 1876.

— De la prématuration militaire (Revue d'hygiène, 1883).

VINCENT, Du choix du soldat (Rec. des Mém. de Méd. milit. t. VI, 1861.

VINCEZO, Manuale di igiene militare, Fireize, 1871.

VIRY, Conditions générales d'aptitude (Encyclopédie d'hygiène et de médecine publique, t. VII).

— Principes d'hygiène militaire, 1896.

WOILLEZ, Recherches pratiques sur l'inspection et la mensuration de la poitrine, Paris, 1838.

WOLF (Immermann), München med. Wochensch, 1898, 21 et 22 juin, nos 25 et 26, p. 777 et 828.

TABLE DES MATIÈRES

Lyon. — Imp. A. REY, 4, rue Gentil. — 28792

www.ingramcontent.com/pod-product-compliance
Ingram Content Group UK Ltd.
Pitfield, Milton Keynes, MK11 3LW, UK
UKHW021004200726
13857UKWH00004B/1271

9 782012 936836